Margrit Enz

# Das Wissen um die Heilkräfte der ätherischen Öle

Margrit Enz

# Das Wissen um die Heilkräfte der ätherischen Öle

Mit vielfältigen Anwendungsmöglichkeiten
in der Gesundheitsvorsorge und in Heilberufen

Aquarelle und Zeichnungen
von Alfred Enz

JOY
VERLAG

Die in diesem Buch beschriebenen Mischungen und Empfehlungen zur sorgsamen Verwendung von ätherischen Ölen wurden gründlich geprüft und entsprechen dem aktuellen Wissensstand.

Bei akuten oder chronischen Krankheiten sollte man vor der Anwendung ätherischer Öle eine ärztliche Diagnose mit Therapievorschlag einholen.

Es müssen immer naturreine ätherische Öle angewendet werden – das allergische Potenzial erhöht sich beträchtlich, wenn zugemischte, verschnittene oder synthetische Öle verwendet werden.

Die Autorin sowie der Verlag können keine Haftung für Schäden übernehmen, die beim Gebrauch von ätherischen Ölen eventuell entstehen können.

Bibliografische Information Der Deutschen Bibliothek
Die Deutsche Bibliothek verzeichnet diese Publikation in der Deutschen Nationalbibliografie; detaillierte bibliografische Daten sind im Internet über http://dnb.ddb.de abrufbar.

Auflage 5 4 3 2
Jahr 2007 2005 2004



Umschlaggestaltung: Kuhn Grafik, Zürich
Satz und Gestaltung: Michael Epperlein, Biberach
Umschlagmotiv: Alfred Enz
Lektorat: Erdmute Otto, Hamburg
Schrift: Utopia 9,5 Punkt
Druck: Legoprint S.P.A., Lavis (TN)
ISBN 3-928554-41-7

Printed in Italy

# Inhalt

**1. Teil**

7 Duftkunde – ein uraltes Wissen

9 Dank

11 Geschichte der Heilpflanzen- und Duftkunde

16 Aromatherapie – Aromatologie
**Was sind ätherische Öle?**
· Ätherische Öle wirken auf Körper, Seele und Geist
· Die Dosierung ist entscheidend.
· Rechtliche Aspekte

20 Die Anwendung von ätherischen Ölen

**25 Der Weg der ätherischen Öle durch den Körper (Abb.)**

26 Wie werden ätherische Öle gewonnen?

29 Exkurs: Erträge der Lavendel- und Lavandinvarietäten

**32 Prüfbogen für ätherische Öle**

33 Hydrolat – Blütenwasser – Aquarom

37 Pflanzenöle – Gesundheit aus der Natur

38 · Mazeration: Die Herstellung von Ölauszügen

39 · Die wichtigsten Pflanzenöle: Mazerate und Kaltpressungen

46 · Cremen – Salben – Balsame

**47 Vorsichtsmaßnahmen und Hinweise für die Anwendung von ätherischen Ölen**

50 Biochemische Substanzen in ätherischen Ölen

58 Psychoaromatherapie: Neurophysiologische Wirkung ätherischer Öle

**2. Teil**

60 Übersicht über die 51 Monografien

61 Hinweise zu den Monografien

62 Monografien 1–51

**Anhang**

164 Liste der beschriebenen ätherischen Öle

167 Sachregister Monografien

170 Glossar: Medizinische Fachbegriffe

174 Literatur
1. Aromakultur – Aromatologie – Aromapflege – Aromatherapie
2. Pflanzenöle
3. Biochemische Substanzen

Heute schmeicheln ätherische Öle
unserem Geruchssinn.
Wir gebrauchen sie zum Vergnügen –
und dabei zugleich,
wenn auch ohne es zu wissen,
für unsere Gesundheit.
Jetzt gilt es zu lernen,
sie besser zu verstehen und
besseren Gebrauch
von ihnen zu machen.

René-Maurice Gattfossé

# Duftkunde – ein uraltes Wissen

Das Zitat von René-Maurice Gattfossé drückt genau aus, was ich Ihnen vermitteln möchte. In diesem Buch, »Aromatologie Das Wissen um die Heilkräfte der ätherischen Öle« beschreibe ich zahlreiche therapeutische Einsatzmöglichkeiten für Heilberufe – zur Unterstützung der ärztlichen Behandlung, für den Hausgebrauch bei Unpässlichkeiten, Alltagsbeschwerden, zur Gesundheitsvorsorge und nicht zuletzt fürs Wohlbefinden – um sich selbst etwas Gutes zu tun.
Bis ins 19. Jahrhundert hinein war die Pflanzenheilkunde (Phytotherapie) – dazu gehören auch die ätherischen Öle – fast die einzige Möglichkeit, Kranken zu helfen.

Mein Anliegen ist, allen »Duftbegeisterten« ein breites und detailliertes Wissen nahe zu bringen, über die einzelnen ätherischen Öle, ihre Wirkungen und Inhaltsstoffe sowie ihre Vermittler, die bei Einreibungen und Massagen zur Anwendung kommen.

In meinen Kursen »Aromatologie – Aromakultur – Aromatherapie – Aromapflege«, die an interessierte Laien und speziell an Krankenschwestern gerichtet waren, wurde ich immer wieder aufgefordert, die Kursunterlagen als Buch herauszugeben. Diese große Herausforderung und Verantwortung habe ich nun wahrgenommen.

Vor über 12 Jahren brach eine spannende Zeit für mich und meine Familie an: Wir besuchten botanische Gärten und machten Studienreisen nach Frankreich, Spanien und in die Türkei. So erhielten wir wertvolle Einblicke in den Anbau von Aromapflanzen und die Gewinnung von ätherischen Ölen und hatten die Möglichkeit, verschiedene Destillationsanlagen zu besichtigen. Wir besuchten außerdem die unterschiedlichsten Seminare und Kongresse. Nachdem ich bei *Forum Essenzia e. V.* und der Firma *Primavera Life* jeweils die Ausbildung zur »Aromaexpertin« absolviert hatte, begann ich, selbst Kurse zu geben. Dabei berichtete ich von den Erlebnissen auf meinen Studienreisen, und schon bald äußerten einige Teilnehmerinnen den Wunsch, dies selbst auch erleben zu wollen:

die herrliche Atmosphäre der Provence, die Pflanzen, ihre Kulturen und die Gewinnung der ätherischen Öle.
So führten mein Mann und ich etliche »Duftreisen« durch, bei denen die Teilnehmerinnen und Teilnehmer in Ergänzung zum theoretischen Wissen nun auch das lebendige Umfeld kennen lernten. Die Details prägten sich viel besser ein, und es konnte zu tieferen Einsichten kommen.

Es war mir schon immer wichtig, dass man sich die Pflanzen, aus denen ätherische Öle gewonnen werden, gut vorstellen kann, um auch etwas von ihrem Wesen erfühlen und erleben zu können. Zu jeder Monografie im zweiten Teil des Buches gehört daher eine Zeichnung der beschriebenen Pflanze.

In Zusammenarbeit mit meinem Mann, nach mehreren Kursen mit Ruth von Braunschweig, Dipl. Biologin, haben wir einen »Schlüssel« zum besseren Verständnis der Biochemie erarbeitet. Daher bekommen im vorliegenden Buch die Beschreibungen der einzelnen Inhaltsstoffe und ihrer speziellen Wirkungen ein großes Gewicht. Der wissenschaftliche Ansatz ist sehr hilfreich, um die ätherischen Öle in ihren Eigenschaften besser zu verstehen und sie gezielter anwenden zu können.

Die botanischen und biochemischen Details wurden sorgfältig recherchiert. Die Angaben über Eigenschaften, Indikationen und Anwendungen entstammen vor allem den praktischen Erfahrungen mit ätherischen Ölen im jahrelangen täglichen Gebrauch. Ein reger Austausch mit verschiedensten Aromafachleuten bereicherte mich zudem immer wieder aufs Neue. Dieses Buch ist die Quintessenz einer gelebten Aromatherapie und jahrelanger Erfahrung. Wichtig ist mir auch ein sorgfältiger Umgang mit ätherischen Ölen, die ein wertvolles Geschenk der Natur sind.
Sie sind aufgefordert, in eigener Verantwortung zu entscheiden, ob und in welcher Form Sie ätherische Öle anwenden.

Ich wünsche Ihnen viel Freude mit den ätherischen Ölen!

Margrit Enz
*Diplom-Krankenschwester*
*Fachfrau für Aromakunde*

# Dank

Danken möchte ich all denen, die ihr Wissen mit mir geteilt haben. Monika Werner, Heilpraktikerin und erste Vorsitzende von Forum Essenzia, Margret Demleitner, Heilpraktikerin und Ergotherapeutin, den sehr liebenswerten Seminarleiterinnen Maria M. Kettenring und Anusati Thumm, und den vielen, vielen Aromafachleuten, die ich auf Kursen und Kongressen von kennen lernen durfte.

Ich danke auch all meinen Kursteilnehmerinnen und -teilnehmern. Ihr Interesse und ihre Fragen haben mir immer wieder neue Impulse gegeben.

Ein besonderer Dank geht an den Parfümeur Erich Schmidt. Er hat das Manuskript sorgfältig und kritisch gelesen und mit seinem großen fachlichen Wissen zu wertvollen Ergänzungen und Berichtigungen beigetragen.

Sehr dankbar bin ich der Firma *Primavera Life* für die grosse Offenheit und Transparenz. Nina Jaksch und Simone Herwanger hatten immer ein offenes Ohr für meine Fragen, auch durfte ich immer wieder biochemische Analysen anfordern.

Mein Mann, der mich seit etlichen Jahren auf Reisen, zu Kursen und Kongressen begleitet hat, ist selbst sehr interessiert an der Vielfältigkeit dieser Heilkunde. Seine Aquarelle und die Zeichnungen der Aromapflanzen sind teilweise während dieser Studienreisen entstanden. Er hat sich zusätzlich intensiv mit den biochemischen Zusammenhängen auseinander gesetzt und unermüdlich viele Details in den Computer getippt – dafür danke ich ihm ganz herzlich.

Ich freue mich, dass der Verleger Thomas Kettenring es mir ermöglicht, dieses Buch mit den Bildern zu veröffentlichen, und ich danke ihm sehr für die angenehme Zusammenarbeit. Der Lektorin Erdmute Otto danke ich für ihre sehr freundliche Hilfe bei der stilistischen Bearbeitung des Manuskriptes. Bei Markus Kuhn möchte ich mich für die Gestaltung des schönen Buchumschlages bedanken sowie bei Michael Epperlein für den Satz und die anspruchsvolle Innengestaltung.

Danken möchte ich auch Ihnen, liebe Leserin, lieber Leser, für Ihr Interesse an dem höchst anregenden und vielschichtigen Gebiet der Aromatologie.

Zürich, Sommer 2001/2003
*Margrit Enz*

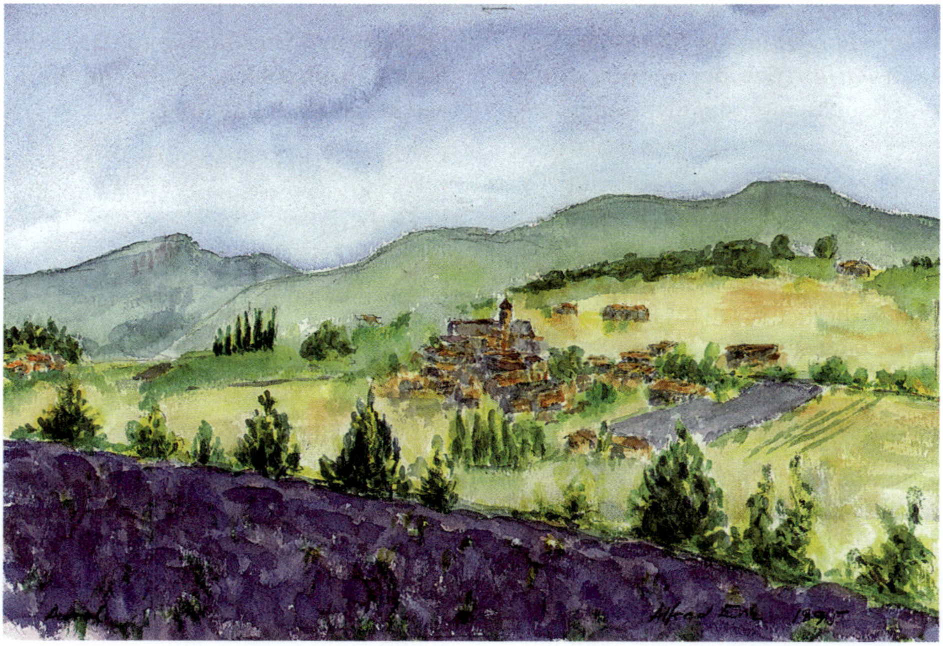

*Lavandinfeld mit Dorf Aurel*

# Geschichte der Heilpflanzen- und Duftkunde

Im Anfang war der Rauch – die magischen Düfte des *Altertums.* Das Wort *Parfüm* (lat. per fumum: durch den Rauch) bedeutet eigentlich »die Botschaft, die durch den Geruch vermittelt wird«. Den zum Himmel emporsteigenden Rauch spendete man den Göttern zum Dank für ihr Wohlwollen. Der Gebrauch von Düften blieb aber nicht lange auf religiöse Riten beschränkt. Wohlgerüche sollten im Leben und im Tod schützen, sie sollten Gesunde stärken und Kranke heilen.

Über die Anfänge der Pflanzenheilkunde gibt es keine schriftlichen Überlieferungen. Funde aus prähistorischen Gräbern, Reste von Pflanzen wie Schafgarbe und Tausendgüldenkraut, lassen erahnen, dass das Wissen und der Gebrauch von Heilpflanzen schon zu Beginn der Menschheitsentwicklung vorhanden gewesen sein muss. In Pfahlbauten am Rhein und am Bodensee fand man Samen von Holunder, Kümmel, Schlehen und Brombeeren.

Der *chinesische Kaiser Shen-Nung* (3000 v. Chr.) verfasste wohl das erste Heilpflanzenbuch – mit Beschreibungen von über 200 Pflanzen.

Die indische Heilkunde *Ayurveda* (»die Lehre vom langen Leben«) kann bis 1500 v. Chr. zurückverfolgt werden. Ein Lehrbuch entstand aber erst 700 Jahre später. Das älteste Destillationsgerät wurde in einer altindischen Stadt im heutigen Pakistan gefunden. Dieses Gerät diente sicher zur Herstellung von Rosenwasser und aromatischen Kräuterauszügen. Man fand es zusammen mit Gefäßen zur Aufbewahrung von kosmetischen Produkten und Parfüms.

Aus *Mesopotamien,* dem Land zwischen Euphrat und Tigris, stammen Keilschrifttafeln, die Hinweise auf die Verwendung von Heilpflanzen und duftenden Harzen enthalten sowie über die Zubereitung von Ölauszügen.

Eindrucksvolle Überlieferungen wurden in den *ägyptischen Königsgräbern* gefunden. Sie stellen wichtige Wurzeln der Medizin, der Pharmazie und nicht zuletzt der Parfümherstellung dar. Auf den Schriftrollen des *Papyrus Ebers* (16. Jh. v. Chr.) fanden sich Aufzeichnungen von 877 Rezepten.

Das *Alte Testament*, das zwischen dem 10. und 2. Jh. v. Chr. entstand, ist eine Fundgrube von Informationen über Pflanzen, deren Heilwirkung und Anwendung. Im Hohen Lied Salomos wird immer wieder der Duft von Narde erwähnt, einem Baldriangewächs, das im Himalaya heimisch ist. Narde wurde für Räucherungen und für die Zubereitung von heiligem Öl und Salben verwendet – zur Salbung von Königen und Verstorbenen.

Der Begriff *Aroma* – bezogen auf aromatisch duftende Pflanzen und Gewürze – fand im 5. Jh. v. Chr. Eingang in die Umgangssprache. Aromastoffe wurden nicht nur als Gewürze verwendet, sondern waren auch wichtige Bestandteile der Heilkunde dieser Epoche.

In der griechischen und römischen Antike liegen weitere Wurzeln der Pflanzenheilkunst. Der griechische Arzt *Hippokrates* (ca. 440–377 v. Chr.) begründete die empirisch-wissenschaftliche Medizin.
Der Philosoph *Theophrast* (390–305 v. Chr.), ein Schüler von Plato und Aristoteles, verfasste die *»Naturgeschichte der Pflanzen«* mit 450 Beschreibungen von Heilpflanzen.
Er wurde dadurch zum geistigen Vater der Botanik.

Noch zu erwähnen sind die Schriften von *Cajus Plinius dem Älteren* (23–79 n. Chr.), deren heutige Ausgabe 37 Bände umfasst: Naturgeschichte, Naturkunde, Pflanzen und Bäume, Medizin und Pharmakologie. Er kam beim Ausbruch des Vesuvs, bei dem auch Pompeji zerstört wurde, ums Leben.

Der griechische Arzt Dioskorides (um 50 n. Chr.) verfasste eine Arzneimittellehre, die besonders die medizinischen Pflanzen behandelte und die in Übersetzungen das ganze Mittelalter hindurch und noch später im Abendland und Orient als Hauptquelle für Botanik und Pharmakologie gedient hat

Der Römer Galenos (131–201 n. Chr.) gilt als Begründer der Heilmittelzubereitung; so bezeichnet man heute noch die Arzneimittelzubereitung aus Naturstoffen als Galenik.

Die *Benediktinermönche*, die seit dem 6. Jh. in Europa bedeutende Klosteranlagen gründeten, brachten viele aromatische Heilpflanzen in unser Gebiet, die in den Klostergärten kultiviert und gepflegt wurden.
So entstand eine eigentliche Klostermedizin. Die Klosterregel gebot in erster Linie die Pflege und Fürsorge von alten und kranken Menschen.
Die Mönche kopierten auch die alten Schriften und bewahrten auf diese Weise die Kenntnisse und das Wissen für die Nachwelt.

*Karl der Große* (742–814) unterstützte diese Bemühungen nach Kräften.
Um die Palette der Kulturpflanzen zu bereichern, erließ er eine Verordnung – das *»Capitulare de Villis«* –, dass in seinen Pfalzen 70 Heil- und

Gewürzpflanzen sowie 20 Obstarten angebaut werden sollten.

Der Benediktinerabt *Walafried Strabo* (809–849) verfasste ein Gartenbuch, den *»Hortulus«*, in dem er 23 Heilpflanzen beschrieb, die er in seinem Klostergarten kultivierte. Der Heilpflanzengarten besteht heute wieder in seiner alten Form auf der Insel Reichenau, wo Strabo lebte. Die Tradition des Klostergartens setzt sich bis heute fort in Form des Bauerngartens.

Der arabische Arzt Ibn Sina, genannt *Avicenna* (980–1037), entdeckte die Kunst der Destillation wieder, nachdem sie für Jahrtausende verloren war. Er verfasste ein Buch über die psychischen Wirkungen ätherischer Öle, im Besonderen von Rosenöl und Rosenwasser. Somit ist dieses Werk die erste schriftliche Kunde einer praktizierten Psychoaromatherapie.

Die Äbtissin *Hildegard von Bingen* (1098–1179), eine Prophetin, Ärztin, Wissenschaftlerin, Dichterin und Musikerin, beschrieb in ihrem Werk *»Physica«* ihre Einsichten in die Natur und die Pflanzen. Es ist ein herausragendes Zeugnis der Volksmedizin des 12. Jahrhunderts.

1493–1541 lebte *Paracelsus*; er ist der Begründer der Signaturenlehre, erforschte die medizinische Chemie der Pflanzenwirkstoffe und beschrieb die Gesamtwirkung der Heilpflanzen. Seine wesentliche Aussage war: »Die Quintessenz von Pflanzen ist nie nur stofflicher Art, und das ist oft das Wirksame, das Heilende in höchster Freiheit und Reinheit.«

Der Straßburger Arzt *Hieronymus Brunschwig* verfasste im 16. Jh. *»das büch der waren kunst zü distillieren«*, in dem er verschiedene ätherische Öle detailliert beschrieb.

In der *Renaissance* gab es in Südfrankreich die ersten Parfümeure. Sie pflegten Duft- und Heilpflanzengärten zur Gewinnung der wertvollen Substanzen für die Parfümherstellung. In der Folge wurde die Stadt Grasse das Zentrum für den Handel mit ätherischen Ölen und Duftstoffen.

Über 100 verschiedene ätherische Öle wurden bereits im *18. Jahrhundert* auf den Gebieten der Hygiene, Medizin und Körperpflege verwendet.

1889 wurde der erste künstliche Duftstoff, das Vanillin, hergestellt. Damit begann eine neue Ära insbesondere für die Parfümindustrie.

Der französische Chemiker und Parfümeur *René-Maurice Gattfossé* (1881–1950) kam durch seine 30-jährige Forschung zu dem Ergebnis, dass ätherische Öle sowohl prophylaktisch als auch therapeutisch eingesetzt werden können. Auf die therapeutischen Möglichkeiten wurde er aufmerksam, als er nach einer Hautverbrennung Lavendelöl angewendet hatte. Er prägte den Begriff der Aromatherapie. Bereits 1932 schrieb er eine Arbeit über das ätherische Öl der Bergamotte, und 1937 erschien sein Buch »*Aromatherapie*«. Darin stellte er drei wesentliche Zugänge zum Thema dar: den biochemischen, den psychologischen und den medizinischen.

Der französische Arzt und Mikrobiologe *Jean Valnet* (1920–1995) beschäftigte sich während seines ganzen Lebens mit der Pflanzenheilkunde, besonders mit der Aromatherapie. Als Militärarzt war er oft aus Mangel an geeigneten Medikamenten auf ätherische Öle angewiesen, die er selber destillierte. Er war ein typischer Vertreter der französischen Aromatherapie, und so gehörten für ihn auch innerliche Anwendungen dazu. Sein Buch »*Aroma-Therapie – Gesundheit und Wohlbefinden durch pflanzliche Essenzen*« ist lesenswert.

Der bekannte Osmologe *Paolo Rovesti* (1902–1983) studierte Chemie und Pharmazie und wurde zum Begründer der psychologischen Aromaforschung. Er verwendete ätherische Öle als reine Duftstoffe. Durch die Nase eingeatmet entfalten sie ihre Wirkung. Das Wunder der Geruchswahrnehmung ist vielschichtig. Besonders durch das ätherische Öl der Bergamotte und der Grapefruit wurde bei psychischen Tiefs eine wesentliche Stimmungsverbesserung erreicht. Rovesti veröffentlichte die interessantesten Berichte von seinen Forschungsreisen rund um die Welt in dem Buch »*Auf der Suche nach den verlorenen Düften*«.

1961 erschien in England von der Krankenschwester und chirurgischen Assistentin *Marguerite Maury* das bemerkenswerte Buch »*Die Geheimnisse der Aromatherapie*«. Dieses Buch ist heute noch eine Fundgrube für Therapeuten! Maurys Auffassung: Aromatherapie ist eine Kunst, die ein umfassendes Wissen und große Sachkenntnis erfordert.

Wenig später erschien der Titel »*Aromatherapie – Heilung mit Duftstoffen*« des englischen Physiotherapeuten *Robert B. Tisserand.*

*Susanne Fischer-Rizzi* ist die erste deutschsprachige Autorin auf dem Gebiet der Aromatherapie. In ihrem Büchlein »*Dufterlebnisse*« schildert sie, wie das Heilen mit Düften von Pflanzen mehr und mehr an Bedeutung gewinnt. Als Heilpraktikerin zeigt sie uns zwei Schwerpunkte auf: einerseits den rein medizinischen, andererseits den psychologischen und spirituellen Aspekt.

Zu erwähnen ist noch, dass es in der heutigen Zeit über 2000 pharmazeutische Markenprodukte gibt, die ätherische Öle enthalten. Bevor es chemisch synthetisierte Arzneimittel gab, wurden die meisten arzneilichen Zubereitungen aus Pflanzen hergestellt. Arzneikunde war somit eine eigentliche Pflanzenheilkunde.

Damit die ätherischen Öle ihren Platz in der modernen Medizin wieder zurückgewinnen, engagieren sich verschiedene Wissenschaftler im deutschsprachigen Raum: *Prof. Dr. Gerhard Buchbauer* (Pharmakologie) mit einer Studie über Lavendel, *Prof. Dr. Heinz Schilcher* (pharmazeutische Biologie) und *Prof. Dr. Eberhard Teuscher* (pharmakologische Grundlagenforschung) über Wirkungen und Inhaltsstoffe von ätherischen Ölen. Sie können bereits interessante wissenschaftliche Ergebnisse vorweisen. Es ist sehr zu begrüßen, dass dieses uralte Wissen wieder neu »entdeckt«, gepflegt und angewendet wird.

Wenn wir erkennen, dass Energie und Information nur zwei Aspekte des einen Wesens der Pflanzen und ihrer ätherischen Öle sind, haben wir einen großen Schritt zu ihrem Verständnis getan.

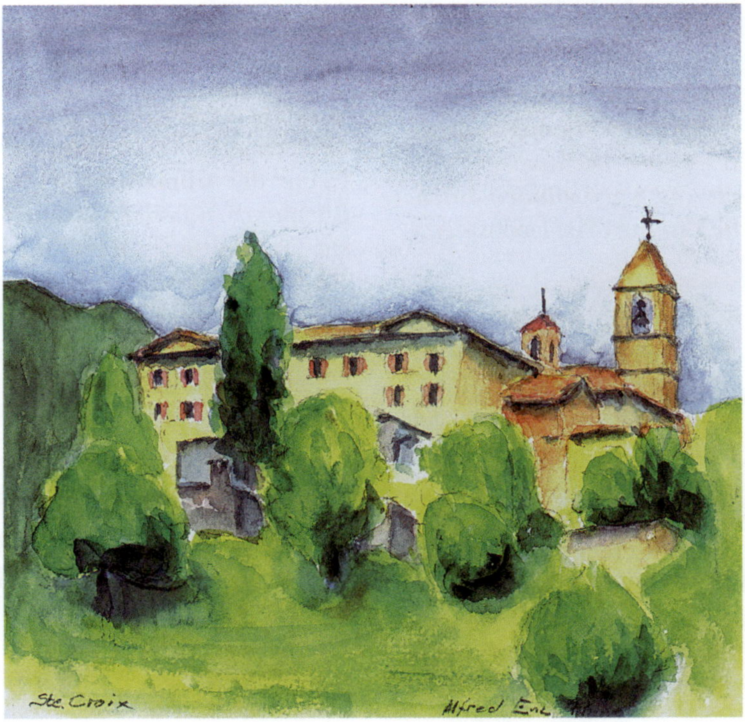


*Inmitten eines Anbaugebietes von Aromapflanzen, im Vallée de la Drôme, steht das Kloster Ste. Croix mit seinem wunderschönen botanischen Garten.*

# Aromatherapie – Aromatologie

Aromatherapie ist ein Teilbereich der Phytotherapie (Pflanzenheilkunde) und beschäftigt sich in der Hauptsache mit ätherischen Ölen. Ursprünglich war sie eine Erfahrungsheilkunde, die seit Jahrtausenden angewendet wurde – in Form von Räucherungen, Inhalationen, Bädern, Einreibungen, Kosmetika und Parfüms. Durch neueste Forschungen (siehe vorhergehendes Kapitel) hat sie wieder Anschluss an die Wissenschaften bekommen.
Der Begriff Aroma*therapie* wurde aus der französischen Sprache übernommen. Das Fachgebiet der Aroma*tologie* jedoch umfasst mehr als die Aromatherapie: Unter Aromatologie versteht man die Lehre von den ätherischen Ölen, ihrer Gewinnung und ihrer Anwendung sowie die Lehre von den Aromapflanzen, aus denen die Öle gewonnen werden.

In verschiedenen Kliniken in England und Deutschland ist Aromatherapie offiziell anerkannt. Sie ist eine heilkräftige Kunst, die bei allen Menschen sehr viel bewirken kann. Dies ist möglich dank sorgfältig ausgebildeter »Aromafachfrauen« – Krankenschwestern, die sich umfangreiche Kenntnisse über ätherische Öle angeeignet haben. Mit ätherischen Ölen kann man im Klinikalltag das Umfeld und die körperliche oder psychische Befindlichkeit auf beruhigende, unterstützende oder anregende Art verbessern. Die Anwendung dieser kostbaren Duftstoffe ist hilfreich zur Gesunderhaltung und als Gesundheitsvorsorge.

### Was sind ätherische Öle?

»Ätherisch« heißt »leicht flüchtig« – sich in der Atmosphäre verströmend. Ätherische Öle sind Bestandteile, bzw. Duftstoffe, die in Form winziger »Öltröpfchen« in den verschiedensten Pflanzenteilen, den Blättern, Blüten, Samen, Wurzeln und Fruchtschalen etc., eingelagert sind.
Sie werden während der Wachstumsperiode gebildet. Damit locken die Pflanzen Insekten an, die ihnen bei der Bestäubung dienlich sind. Sie wehren sich so auch gegen krankheitserregende Mikroorganismen wie Pilze und Bakterien und schützen sich gegen das Abgeweidetwerden (Fraßschutz). Über die Düfte kommunizieren sie mit Artgenossen und der Umwelt.

Bei bestimmten Pflanzenfamilien gibt es besonders viele Arten, die ätherische Öle bilden: Lippenblütler, Korbblütler, Rosengewächse, Myrtengewächse, Lorbeergewächse, Doldengewächse, Rautengewächse, Süßgräser und Nadelhölzer.
Es handelt sich um konzentrierte und hochwirksame Stoffe, die die Pflanzen, aus denen sie stammen, bis zu einem gewissen Grade repräsentieren »Pflanzenseele«. Neueren Erkenntnissen gemäß sind die Duftstoffe in der Pflanze selbst eine vitale, wachstumsfördernde Energie, die ihrer Entwicklung dient. Ist diese abgeschlossen, kann diese Energie im ätherischen Öl für uns wirksam werden. Ätherische Öle haben häufig eine ähnlich Struktur wie Hormone, Antibiotika und Antiseptika und dementsprechend können sie auch ähnlich wirken.
Nach neuester wissenschaftlicher Definition sind natürliche ätherische Öle »mehr oder weniger riechbare, flüchtige Substanzen von flüssiger bis fester Masse, die man durch einen physikalischen Prozess aus der natürlichen Quelle einer einzigen, natürlichen Spezies gewinnt«.
Chemisch betrachtet sind sie komplizierte Vielstoffgemische mit bis zu 500 verschiedenen chemischen Bausteinen (Inhaltsstoffen). Diese gehören zu den Gruppen der Terpene, Terpenalkohole, Phenole, Ester, Aldehyde, Ketone etc., die Teil der organischen Chemie sind. Siehe Kapitel "Biochemische Substanzen".

Natürliche ätherische, genuine Öle – d. h. nicht rektifizierte, eingestellte, zugemischte, verschnittene Öle – wirken sowohl auf der körperlichen Ebene als auch im Vitalbereich und auf der intellektuellen, seelischen und geistigen Ebene.

## Ätherische Öle wirken auf Körper, Seele und Geist

Die ätherischen Öle gelangen auf drei verschiedenen Wegen in unseren Körper:

- Über die *Haut* – durch Massagen, Einreibungen, Auflagen, Wickel oder Bäder – dringen sie besonders gut in das Gewebe, in die Lymph- und Blutbahnen und somit in die Organe ein.
- Durch Einatmung gelangen sie über die *Lunge* in den Blutkreislauf. Die Wirkungen erfolgen vornehmlich über den Geruchssinn. Das Riechen ist ein ganz ursprünglicher Sinnesvorgang mit direktem Zugang zum limbischen System. Das limbische System ist eine Art Schaltstelle des Gehirns, in dem Gefühle, Erinnerungen, vegetative Steuerungen und Hormonausschüttungen ausgelöst werden.
- Die französische Aromatherapie setzt mit großem Erfolg ätherische Öle punktuell auch durch *innerliche Einnahme* ein, so bei Lebererkrankungen, Dickdarmentzündung, Morbus Crohn, Candida etc. Für die innerliche Anwendung entwickelte

der Aromaexperte und Produzent *Patrik Collin* in Luc sur Aude (Frankreich) den rein pflanzlichen Emulgator Solubol bzw. Fludol, der die Wirkstoffe erst im Darm freigibt und somit die Magenschleimhaut entlastet.

Genaue Kenntnisse über die ätherischen Öle und die fetten Öle (Basisöle) als deren Träger erlauben uns, anregende, beruhigende, erwärmende, erfrischende, belebende, stärkende oder reinigende Wirkungen vorauszusehen und zu erreichen.
So ist es zu verstehen, dass ätherische Öle bestimmte Stimmungen fördern und seelische sowie geistige Prozesse unterstützen.
Beispielsweise wirkt Lavendel mit dem blumigen Duft des Esters beruhigend und ausgleichend auf Psyche und Nerven. Mit der Stoffgruppe der Monoterpenalkohole (Linalool und Geraniol) wirkt er bakterizid und virizid sowie stärkend und immunstimulierend.

**Die Dosierung ist entscheidend: Weniger ist meist mehr!**

Die Kunst der Anwendung ätherischer Öle liegt in der feinen Dosierung. Mit steigender Dosierung kann die Wirkung ins Gegenteil umschlagen. Viele ätherische Öle wirken in niedriger Dosierung beruhigend, in höherer anregend, in Überdosierung sogar toxisch. Bei richtiger Dosierung, sinnvoller Auswahl und Anwendung sind ätherische Öle unschädlich und ungiftig, man spricht von »starken« Ölen. Gift ist nicht absolut. Ein Stoff wird erst giftig, sobald er in seiner Konzentration schädlich für einen Organismus wird. Giftigkeit ist immer von der Quantität abhängig.
Individuelle Unverträglichkeiten können jedoch auch bei fachkundiger Dosierung auftreten.

Es darf nie außer Acht gelassen werden, dass es sich bei ätherischen Ölen um hochkonzentrierte Stoffe handelt: Beispielsweise werden für die Gewinnung von 1 kg ätherischen Lavendelöls 120–150 kg Pflanzen benötigt; für 1 kg echtes ätherisches Melissenöl braucht man sogar 7000 kg frisches Zitronenmelissenkraut.

Die Erfahrung mit den ätherischen Ölen zeigt wiederum die Richtigkeit des berühmten Ausspruchs von *Paracelsus:*
»Alles ist Gift, und nichts ist ohne Gift. Allein die Dosis macht, dass ein Ding kein Gift ist.«

In diesem Sinne ist auch das Arndt-Schulz-Gesetz zu verstehen:
»Schwache Reize fachen die Lebenstätigkeit an,
mittlere Reize fördern sie,
starke Reize hemmen sie,
stärkste Reize heben sie auf.«

*Biologisches Grundgesetz von Rudolf Arndt (Psychiater, 1835–1900) und Hugo Schulz (Pharmakologe, 1853–1932), beide Universität Greifswald*

**Rechtliche Aspekte**

Vom rechtlichen Standpunkt aus dürfen ätherische Öle

- als Arzneimittel verwendet und abgegeben werden; dies ist dem Arzt, dem Apotheker und bedingt dem Heilpraktiker vorbehalten;
- als Lebensmittel im Ernährungsbereich verwendet werden;
- als Kosmetika und zur Körperpflege eingesetzt werden;
- als Bedarfsgegenstände genutzt werden, wenn sie der Beduftung bzw. »Geruchsverbesserung« in Räumen dienen sollen.

Die korrekte Etikettierung von ätherischen Ölen enthält folgende Angaben:

- Vollständiger Handelsname, genaue botanische Bezeichnung, Chemotyp (CT), Pflanzenteil.
- Herkunftsort, Anbaumethode, Gewinnungsverfahren (z. B. Wildsammlung, kbA: kontrolliert biologischer Anbau).
- Abfüllmenge.
- Risiko- und Sicherheitssätze (Warnhinweise), evtl. ein Gefahrensymbol (nach neuer EU-Verordnung; siehe »*Forum Essenzia*« Heft 18/2000, Bezugsquellen siehe Literatur im Anhang).
- Qualitätsgarantien:
  a) Kontrollstellen (z. B. Demeter*, BCS Öko-Garantie, EG-Zulassung für Produkte des ökologischen Landbaus, Nature & Progres in Frankreich etc.);
  b) Rückstandsprüfung bei Absolues; dies betrifft die Lösungsmittel bei Extraktionen.
- Chargennummer, Destillationsjahr, Verfallsdatum.

---

* Demeter-Produkte aus biologisch-dynamischem Anbau gedeihen auf Böden, die nur mit natürlichem Kompost gedüngt und mit biologischen Präparaten und Spritzmitteln behandelt werden. Hierbei werden auch kosmische Rhythmen berücksichtigt.

# Die Anwendung von ätherischen Ölen

Mit ätherischen Ölen können wir die Lebensqualität und somit unsere Stimmung verbessern. Sie wecken in uns Freude und Offenheit, begeistern und inspirieren uns. Die Düfte schärfen auch unsere Wahrnehmung und unser Bewusstsein, wir empfinden eine Bereicherung. Es steht fest, dass durch ätherische Öle wichtige Funktionen des Körpers normalisiert und die natürlichen Abwehrkräfte gestärkt werden. Die Düfte verbinden uns mit den heilenden Kräften der Natur. Duftwahrnehmungen und Dufterinnerungen hängen über das limbische System eng mit der Atmung zusammen. Das limbische System im Gehirn ist eine Art Schaltstelle zwischen Hirnstamm und Großhirnrinde (Neocortex); es regelt die vegetativen Organfunktionen wie Herztätigkeit, Hormonausschüttung, Verdauung etc.

Anregende Düfte wirken vornehmlich auf die linke Gehirnhälfte und unterstützen die Denk- und Konzentrationsfähigkeit; beruhigende Düfte sorgen in der rechten Gehirnhälfte für Harmonie und Kreativität.

Die ätherischen Öle sind folgenden so genannten Duftnoten zugeordnet:

*Kopfnote:* helle, leichte Düfte; sie erfrischen, fördern die Konzentration und »verfliegen« schnell (z. B. Grapefruit, Orange, Eisenkraut).

*Herznote:* blumige, würzige Düfte; sie harmonisieren, sind ausgleichend und halten sich etwa 4 Stunden (z. B. Lavendel, Rose, Jasmin).

*Basisnote:* balsamische, tiefe Düfte; sie erden, stabilisieren und halten 8–24 Stunden (z. B. Vetiver).

In den Monografien im zweiten Teil des Buches sind außerdem noch *Zwischennoten* erwähnt, wie Kopf-Herz-Note und Herz-Basis-Note.

Unterschiedliche Bewertungen der jeweiligen Duftnoten sind durchaus möglich und auch verständlich, denn unsere »Nasen« sind doch sehr verschieden.
Eine harmonische Duftmischung aus verschiedenen ätherischen Ölen enthält Vertreter aller drei Noten – dies ist das große Geheimnis.

Das *Riechtraining* ist eine große Hilfe für den Umgang mit ätherischen Ölen und das Mischen für die Duftlampe sowie für aromatherapeutische Anwendungen.
Schnuppern Sie, erspüren Sie den Duft und die Wirkung des ausgewähl-

ten Öles am Riechstreifen – auch nach einer halben Stunde und nach etlichen Stunden. Was erleben Sie, wie entwickelt oder verändert sich der Duft? Verwenden Sie den Prüfbogen am Ende des Kapitels.

Nur qualitativ hochwertige ätherische Öle kommen für einen harmonischen Duft und für eine Therapie in Frage. Das heißt, es ist zu beachten, dass ausschließlich 100 % naturreine, genuine ätherische Öle aus kontrollierter – nach Möglichkeit aus Demeter- oder kontrolliert biologischer – Anbauweise verwendet werden!

**Riechflasche**

Die Riechflasche ist eine sehr alte Form der Anwendung von Düften bei verschiedenen Unpässlichkeiten. Ein Riechfläschchen in der Tasche kann auch helfen bei Atemnot, Heuschnupfen und um in hektischen Zeiten ein bisschen zur inneren Ruhe zu kommen. Ätherische Öle je nach eigener Vorliebe – Lavendel, Bergamotte, Rose – können uns in vielen Situationen begleiten und unterstützen.

**Raumbeduftung**

Nur wenige Tropfen ätherisches Öl – 3 bis 7 Tropfen reichen – werden in die *Duftlampe* oder auf den (elektrisch sehr schwach erwärmten) *Aromastone* bzw. *Thermoduftstein* gegeben. Es ist wichtig, dass immer genügend Wasser oder Hydrolat (siehe im folgenden Kapitel) in der Schale ist. Wenn ätherische Öle in der Schale zu stark erwärmt werden, verändern sie ihre biochemische Zusammensetzung und verlieren das Duftprofil.
Der aufsteigende Wasserdampf trägt die Duftmoleküle in die Raumluft.
Die Tropfenzahl sollte man je nach Raumgröße und Duftintensität der gewählten ätherischen Öle bestimmen. In der Regel reicht eine halbe Stunde für eine dezente Raumbeduftung. Der Duft und seine Wirkung ist auch noch vorhanden, wenn er nicht mehr wahrgenommen wird.

Für *Raumsprays* zum »Hausgebrauch« finden sich in den Monografien im zweiten Teil des Buches Rezepte mit stillem Wasser (Mineralwasser ohne Kohlensäure). Vor jeder Anwendung ist die Sprayflasche gut zu schütteln. Mischungen sollte man immer nur in kleinen Mengen herstellen; im wässrigen Milieu können ätherische Öle schnell ihre chemische Struktur verändern.
Wenn Raumsprays für Kliniken gemischt werden, sollten sie immer mit 70–80 % Alkohol unvergällt (ohne Kampferzusatz) hergestellt werden.

• Tipp:
Als diskrete Raumbeduftung in Grippezeiten kann man unauffällig 2–3 *Papiertaschentücher* mit je 1 Tropfen ätherischen Öles im Raum verteilen.

**Duftbad**

Zur Gesundheitsvorsorge sind Duftbäder sehr gut geeignet. Es ist jedoch wichtig, die ätherischen Öle immer bewusst auszuwählen, weil es bei Mischungen zu Synergien, d. h. zu gegenseitigen Wirkungsverstärkungen kommen kann: Die biochemischen Inhaltsstoffe kumulieren, verstärken, vervielfachen sich in ihrer Wirkung. Da ätherische Öle nicht wasserlöslich sind, sollten sie mit einem natürlichen Vermittler (Meersalz, Kaffeerahm oder süße Sahne) in das eingelaufene Bad gegeben werden. Wenn man ein wenig Mandelöl dazugibt, wird zugleich die Haut gepflegt. Zusammen mit dem Meersalz können die ätherischen Öle gut zur Wirkung kommen, weil schon das Salz eine Anregung des Stoffwechsels begünstigt.

Dosierung für *Vollbäder:*
Erwachsene: 7–10 Tropfen;
Kinder zwischen 6 und 12 Jahren: 2–3 Tropfen. Für Kinder eignen sich nur sehr wenige Öle: Lavendel, Mandarine rot, Vanille und Benzoe.

Dosierung für *Fußbäder:* 6–7 Tropfen. Bei Fußpilz sollte Lavendel-, Teebaum- oder Thymianöl mit dabei sein.

Ein *Haarshampoo* lässt sich aus neutraler Seifengrundlage (z. B. Logona pur) und bevorzugten ätherischen Ölen leicht herstellen. In die Mischung sollte man immer einige Tropfen Inophyllum calophyllum dazugeben, denn dieses Öl eignet sich besonders zur Haarpflege.

**Dampfinhalation**

Man gibt in eine Schüssel mit heißem Wasser 1 Esslöffel Blüten von Kamillentee, 1 Prise Pfefferminztee und 1–2 Tropfen ätherisches Öl. Das Gesicht wird über den aufsteigenden Dampf gehalten und mit einem großen Tuch über dem Kopf abgedeckt. Inhalationen eignen sich besonders bei Erkältungserkrankungen, am besten mit dem ätherischen Öl von Cajeput oder Eucalyptus radiata. Vorsicht ist jedoch bei Asthmatikern geboten!

**Massage**

Einreibungen und Massagen sind ideale Anwendungsformen. Die Haut nimmt die Ölmischungen sehr leicht auf. Das Mischen von ätherischen Ölen in fetten Ölen (d. h. Basisölen, siehe Kapitel »Pflanzenöle«) ist eine wichtige und leicht auszuführende Methode.
Wir erhalten damit eine meist gut verträgliche Substanz (mit geringstem allergischem Potenzial), die einfach zu handhaben ist. Das ätherische Öl lässt sich nach kurzer Zeit im Blut nachweisen und erreicht über den Blutkreislauf die Organe. Medizinische Untersuchungen haben ergeben, dass dies schon nach zehn Minuten der Fall ist.

Ein hochwertiges pflanzliches Öl unterstützt die gewünschte Wirkung (siehe Kapitel »Pflanzenöle«).

Für eine *Ganzkörpermassage* soll dem fetten Öl lediglich 0,5–1 % ätherisches Öl zugegeben werden; für *punktuelle Massagen* 1–3 %. Eine Mischung von 4 bis maximal 7 % soll nur für kurze Zeit bei akuten Schmerzzuständen verwendet werden. Bei Mischungen, deren ätherische Öle Synergien bilden, soll der Anteil an ätherischen Ölen reduziert werden.

Rechenbeispiele:
50 ml Basisöl + 5 Tropfen ätherisches Öl = 0,5 %ige Mischung.
20 Tropfen aus einem normalen Tropffläschchen entsprechen 1 ml; bei kleinen, feinen Pipetten benötigt man 40 Tropfen für 1 ml.

Eine *Ohrmassage* kann ausgleichende, beruhigende Wirkung haben (siehe Monografie 36).

**Kompresse**

Man gibt einige Tropfen ätherischer Öle in warmes Wasser, rührt gut auf, taucht ein feines Baumwolltuch hinein, das Tuch muss gut ausgerungen werden. Nun legt man es auf die zu behandelnde Stelle. Die Kompresse wird anschließend gut abgedeckt und sollte erneuert oder weggenommen werden, sobald sie als unangenehm empfunden wird.

**Fieberwaschungen**

Das Wasser soll um ein Grad kühler sein als die Körpertemperatur, (pro 1 Liter Wasser je 1 Tr. ätherisches Öl von Zitrone und Lavendel).
Bei verwirrten oder dementen Patienten können Waschungen in Körpertemperatur als Erleichterung empfunden werden (Cajeput, Zitrone, Lavendel).

**Creme, Salbe, Balsam**

Rezepte finden sich im Kapitel »Pflanzenöle: Cremen – Salben – Balsame« und in den Monografien im zweiten Teil des Buches (siehe auch im Sachregister).

**Parfüm**

Kreieren Sie sich ein Parfüm mit einer Duftmischung aus reinen ätherischen Ölen. Wissen und Intuition sind ideale Voraussetzungen, um Duftkompositionen zu mischen.
Versetzen Sie die Mischung mit Jojobaöl oder 96 %igem, reinem Alkohol. Der Anteil an ätherischen Ölen sollte 15–18 % nicht übersteigen.
Lassen
Sie das Parfüm reifen, indem Sie es mindestens 4 Wochen dunkel und kühl lagern.

Die meisten Blütenöle sind in hoher Verdünnung zwischen 1 % und 10 % erhältlich (der Alkoholgeruch verfliegt sehr schnell).

Da oft nur Spuren von ätherischen Ölen benötigt werden, verwendet man für die Dosierung einen feinen Glasstab. Die Spitze des Glasstabes wird in das ätherische Öl getaucht: Diese kleinste Menge entspricht der Mengenangabe »1 Stab« bzw. ½ Tropfen.

Eine ausgewogene Duftkomposition, ein persönliches Parfüm, kann durch die Wirkungen der ätherischen Öle zum Heilmittel werden.

**Innerliche Einnahme**

Die innerliche Anwendung sollte meines Erachtens dem Arzt oder erfahrenen Therapeuten vorbehalten bleiben (siehe Kapitel »Aromatherapie – Aromatologie« und »Vorsichtsmaßnahmen«).
Ausnahmsweise kann die Einnahme mit Honig oder wenig Brot erfolgen: lange im Mund behalten, damit die Schleimhäute die ätherischen Öle aufnehmen können.

In bestimmten Situationen kann man einen Tropfen ätherisches Öl auf die Handoberfläche geben und ihn mit der Zunge ablecken: bei einer beginnenden Erkältung (Pfefferminze) oder bei akutem Hustenreiz (Lavendel).

**Desinfektion**

Man gibt einige Tropfen Lavandin oder Zitrone – direkt oder in neutraler Seife – in das Putzwasser. Diese Mischung reinigt, desinfiziert und riecht erst noch gut!

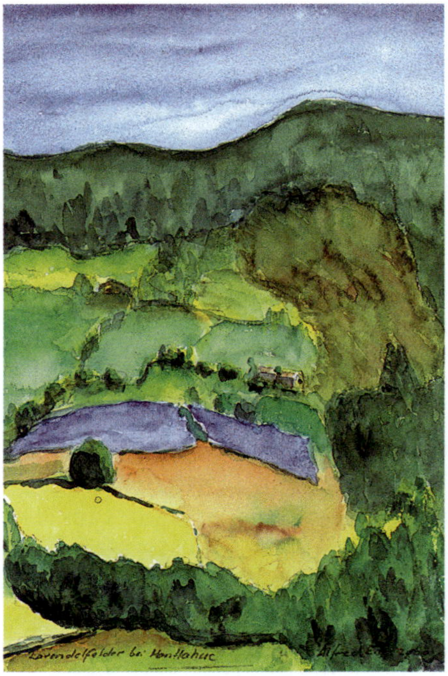


*Lavendelfelder bei Montlahuc*

# Der Weg der ätherischen Öle durch den Körper

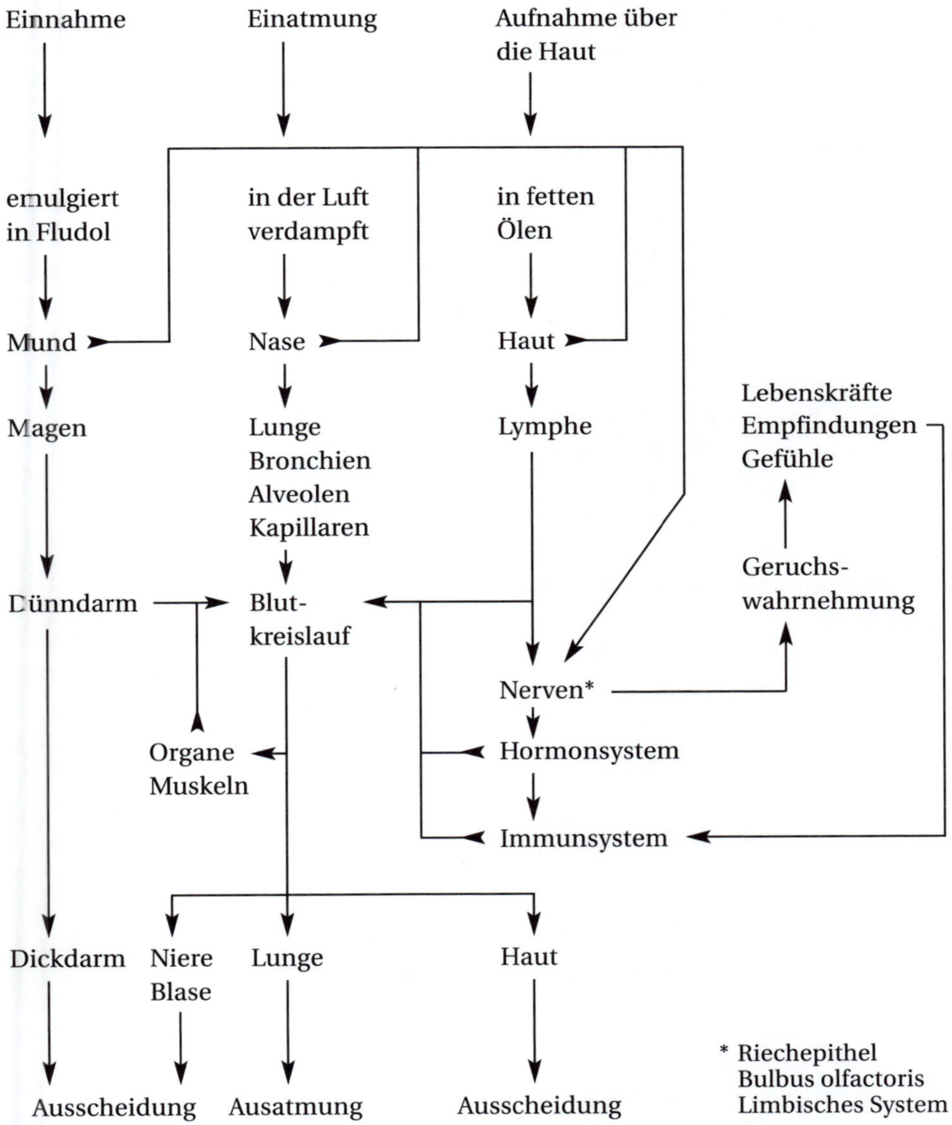

# Wie werden ätherische Öle gewonnen?

Die gebräuchlichste Art, ätherische Öle zu gewinnen, ist die *Wasserdampfdestillation:*
In einem Destillierkolben wird das Wasser mit dem Pflanzenmaterial zum Kochen gebracht. Der aufsteigende Dampf kondensiert (verflüssigt sich) in einem gekühlten Rohrsystem wieder und wird als Destillat in einem geeigneten Gefäß aufgefangen.
Dieses Destillat enthält das ätherische Öl und das so genannte *Hydrolat.* Das ätherische Öl – meist mit geringerem spezifischem Gewicht – schwimmt in der Regel auf dem Hydrolat und kann so abgeleitet oder abgeschöpft werden.
Das Hydrolat, das auch *Blütenwasser* oder *Aquarom* genannt wird, besteht aus Wasser und den wasserlöslichen Stoffen, die beim Destillationsvorgang mit ins Destillat hinübergehen, sowie aus Spuren des ätherischen Öles.

Diese ursprünglichste Destillationsmethode, die seit 5000 Jahren bekannt ist und auch als *schwimmende Destillation* bezeichnet wird, wendet man heute nur noch bei der Rosendestillation an.

**Wasserdampfdestillation in der modernen Alambic**

Das Pflanzenmaterial wird sorgfältig in einem so genannten Alambic (Destillationskessel) auf einen Rost geschichtet; dem Kessel wird anschließend von unten Wasserdampf zugeführt. Der aufsteigende Dampf löst die Öltröpfchen aus der Pflanze und trägt sie mit sich. In einem gekühlten Rohr kondensiert der Dampf zusammen mit dem ätherischen Öl. Das leichtere und dadurch obenauf schwimmende Öl kann nun vom Wasser getrennt werden. Eine Vielzahl von Parametern – wie das Material der Destillationsanlage, die Destillationsdauer, der Druck und die Temperatur – beeinflussen die Qualität des ätherischen Öles. Ein hohes Maß an Können und jahrelange Erfahrung sind zur Gewinnung von hochwertigen Ölen erforderlich.

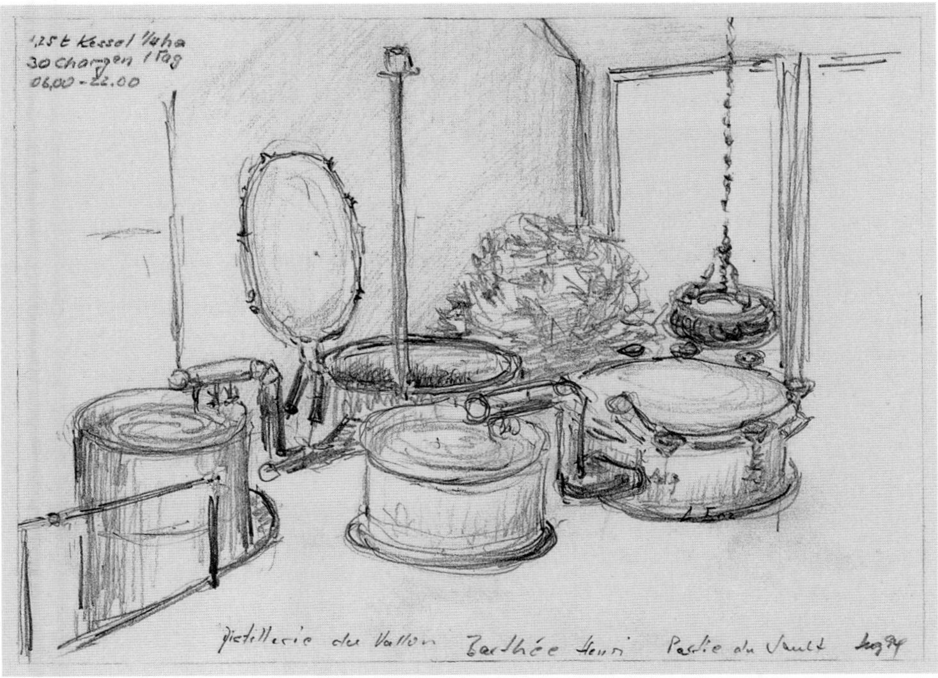


*Alambic in Sault*
*Destillerie du Vallon*

Eine besondere Art der Destillation ist die *Codestillation*. Dabei werden zwei Pflanzenarten zusammen destilliert: eine, die kaum ätherische Öle freigibt und eine andere, die reich an ätherischem Öl ist. Auf diese Weise verbinden sich die Stoffe der beiden Pflanzenarten und ergeben neue, wertvolle Synergien wie z. B. bei Wiesenkönigin, Mädesüß *Filipendula ulmaria* L. wird über Rosmarin destilliert.

Als Codestillation bezeichnet man auch ein Verfahren, bei dem zur Destillation ein schwach riechendes ätherisches Öl als »Lösungsmittel« zugesetzt wird, z. B. Copaivabalsamöl (Harz von verschiedenen Arten tropischer Bäume aus der Familie der Copaiferae).

**Destillationsanlage für Aromapflanzen »Alambic«**

Wasserdampfdestillation mit separater Dampferzeugung

*Destillationskessel* mit Dampfzufuhr und Kondensatablauf unten am Kessel, Rost für Pflanzen im Kessel über dem Wasserstand, Deckel mit Schwanenhals.

*Kühler (Kondensator)* mit Kaltwasserzufluss unten, Heißwasserablauf oben, Kühlschlangen für die Kondensation des Destillates mit Auslauf.

*Florentinervase* mit
1 Einlauf für das Destillat,
2 Gefäß zur Trennung von Öl und Hydrolat mit Überlauf für das Öl,
3 Abführung des Hydrolates unten, mit Überlaufrohr,
4 Auslauf für das Öl mit Hahn.

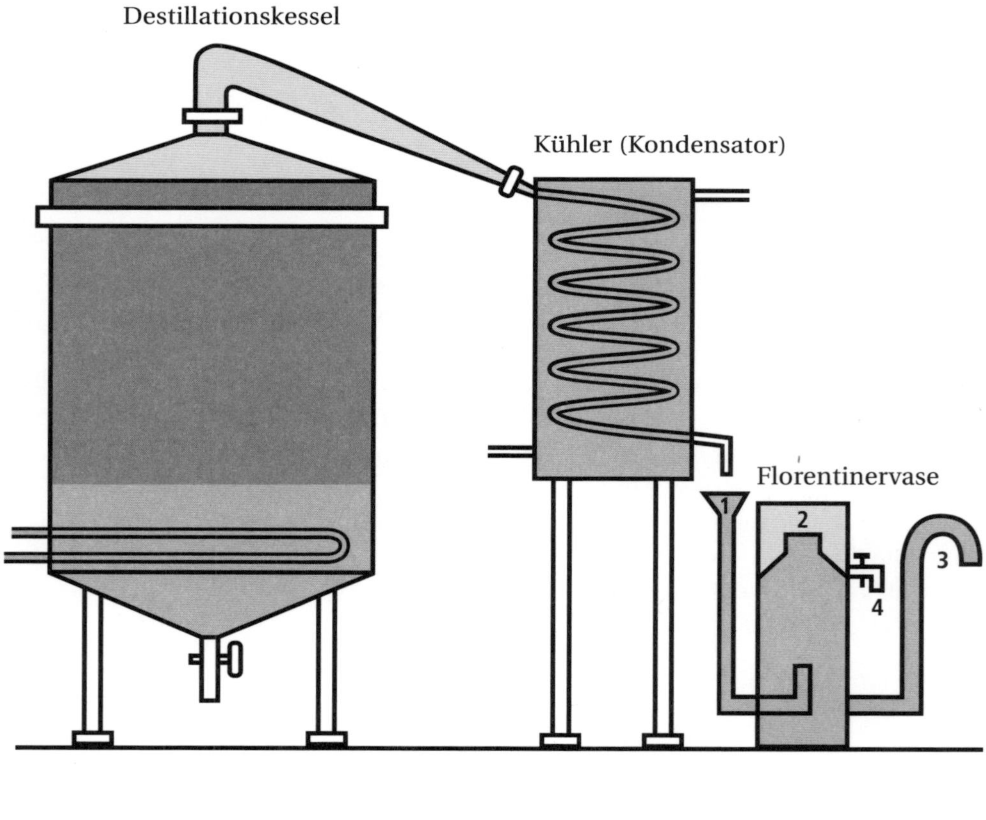

## Exkurs: Erträge der Lavendel- und Lavandinvarietäten

Die folgenden Angaben über das Rendement (den Ertrag) der verschiedenen Lavendel- und Lavandinvarietäten stammen aus einer Ausstellung in der Mairie von Brette in der Drôme Provençale (Sommer 1995). Sie decken sich mit den Daten von einer Ausstellung in La Charce, die wir ein Jahr vorher besucht haben.

| | Pflanzen-masse für 1 Liter äth. Öl | Ertrag äth. Öl je Hektar Anbaufläche | 1 Fass äth. Öl (235 l/200 kg) erfordert |
|---|---|---|---|
| Lavendel *(Lavandula angustifolia* MILL.) | 120–150 kg | 10–15 l<br>maximal 25 l | 15–19 ha<br>Anbaufläche |

Für den wild wachsenden, eher kleinwüchsigen, nur wenige Blütenrispen tragenden *Lavendel*, der in den Berggegenden (700–1800 Meter ü. d. M.) von Hand geschnitten wird, ist der Aufwand sehr groß. Der Ertrag bei der Destillation ist geringer als beim angebauten Lavendel. Das ätherische Öl ist darum wesentlich kostbarer, man bezeichnet es als »Lavendel extra«. Es sollte darum nur für spezielle aromatherapeutische Anwendungen verwendet werden.
In biochemischen Analysen findet man über 200 Inhaltsstoffe.
Beim kultivierten, angebauten Lavendel sind es über 160 Inhaltsstoffe; das ätherische Öl wird »Lavendel fein« genannt.

| | | | |
|---|---|---|---|
| Lavandin *(Lavandula hybrida* BRIQ.) | 40–60 kg | 60–125 l<br>maximal 240 l | 1–5 ha<br>Anbaufläche |

Für die verschiedenen *Lavandin*arten (Abrialis, Grosso, Super etc.) ist der Ertrag sehr unterschiedlich. Die ca. 120 Inhaltsstoffe kommen bei den verschiedenen Varietäten in unterschiedlichen Konzentrationen vor.

Der Anbau von Lavendel im Vergleich mit Lavandin benötigt 5- bis 10-mal mehr Ackerfläche, und es müssen für den gleichen Ertrag bis zu 4-mal mehr Pflanzen geerntet werden. Aber nicht nur der Mehraufwand an tatsächlicher Pflege- und Erntearbeit ist beträchtlich höher, sondern auch der Transportaufwand und der Zeitaufwand für die Destillation.
Die kontrolliert biologische Anbauweise erfordert einen noch größeren Einsatz der »Lavendelbauern«, da das Unkraut in Handarbeit entfernt werden muss und keine Pestizide verwendet werden dürfen.

**Rosendestillation in der Türkei**

Die folgende Beschreibung bezieht sich auf die traditionelle Destillation in einer Kooperative, die kontrolliert biologisches Rosenöl herstellt.

Die Rosendestillation geschieht in zwei Durchgängen.
Wie schon erwähnt, werden die Rosenblüten im Wasser schwimmend im Destillationskessel destilliert, etwa im Verhältnis 1 Teil Rosen zu 3 Teilen Wasser. Dabei wird 1 Teil so genanntes rohes Rosenwasser gewonnen.
Im zweiten Destillationsdurchgang werden nun 80 l rohes Rosenwasser mit einem Zusatz von 9 l »Maya« – der so genannten »Hefe«, die aus einer früheren Destillation aufgehoben wurde – nochmals destilliert. In dieser Phase werden zwei Flaschen Rosenwasser mit je 9 l gewonnen.
Die erste Flasche ist die »Maya«, die für einen späteren zweiten Destillationsdurchgang verwendet wird; in ihr schwimmen obenauf ca. 15–20 g Rosenöl. Dieses wird mit einer Spritze abgesaugt. Die zweite Flasche ist das echte Rosenwasser, das wir für Therapie, Kosmetik und Aromaküche verwenden.

Die konventionelle Rosendestillation geschieht in riesigen Destillationskesseln in nur einem Durchgang, mit Wasserdampf und Hexanzuführung. Ohne Hexan wäre die Ausbeute für die Großproduktion zu gering.

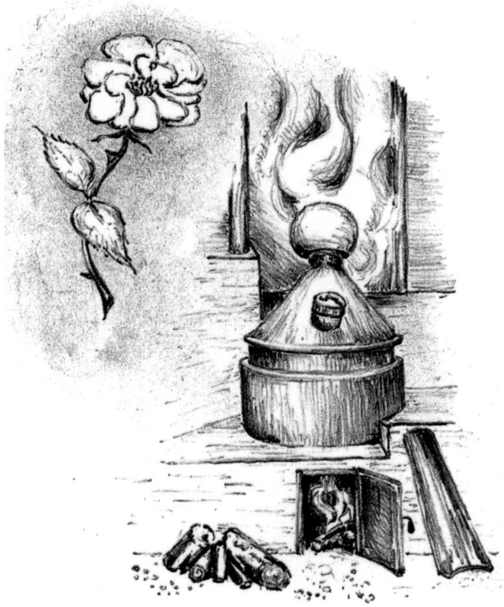

*Rosendestillation in Aglasun*

**Alkoholextraktion: Resinoide**

Durch Extraktion mit Hilfe von Alkohol werden die Duftstoffe von Vanille, Kakao und Honig (Honigwaben, Honig) herausgelöst. Der Angeruch des Alkoholanteils verschwindet schnell bei der Verwendung.
Das Produkt der Extraktion, die so genannten *Resinoide*, werden als Duftnuanceure in der Parfümerie und als Lebensmittelaromen verwendet. Der Alkoholanteil in Prozent muss auf der Flasche vermerkt sein.

**Enfleurage**

Kostbare Blütendüfte wie Jasmin, Tuberose, Mimose, Ginster und Narzisse können nicht durch Wasserdampfdestillation gewonnen werden. Diese empfindlichen Düfte wurden von alters her durch die Enfleurage gewonnen. Dabei werden die duftenden Blüten auf einer mit tierischem Fett beschichteten Glasplatte ausgelegt und alle 24 Stunden erneuert. Das Fett nimmt den Duftstoff, das ätherische Öl, aus den Blüten auf und ist nach ca. fünf Wochen gesättigt, es entsteht die so genannte Pomade. Mit Methylalkohol wird das Öl aus der Pomade »gewaschen«, der Alkohol wird anschließend wegdestilliert. Pures Enfleurageöl ist das kostbare Produkt dieses langen Gewinnungsvorganges, der großes Können und reiche Erfahrung verlangt.
Leider werden auf diese Weise heute kaum noch ätherische Öle gewonnen. Im Parfümmuseum in Grasse (Südfrankreich) kann man die entsprechenden Utensilien besichtigen.

**Extraktion mit Lösungsmitteln: Absolues**

Eine moderne Form der Gewinnung ist die Extraktion mit Hilfe von Lösungsmitteln wie Petroläther, Hexan etc. Dadurch erhält man zuerst das Concret, in dem neben dem ätherischen Öl auch Wachse enthalten sind. Mit Alkohol wird dann – wie bei der Enfleurage – das ätherische Öl herausgelöst; dies wird als *Absolue* bezeichnet. Absolues haben einen sehr starken Duft und zeigen erst in der Verdünnung ihr feines, blumiges Aroma.
Es sollten nur rückstandsgeprüfte Absolues verwendet werden.

**Kaltpressung der Zitrusöle (Agrumenöle)**

Zitrus- oder Agrumenöle (ital. agrumi: säuerliche Früchte) werden aus den Schalen der Früchte »kaltgepresst«. Die Schalen werden geritzt und das austretende Öl mit Wasser abgespritzt; schließlich wird das Wasser vom Öl durch Zentrifugieren getrennt. Auch können nach der Saftpressung die übrig gebliebenen Schalen gepresst und mit Wasser vermischt zentrifugiert werden.
Um einen besseren Ertrag zu bekommen, werden noch die Überreste der Schalen destilliert. Hierbei entsteht eine andere Qualität, da durch die Destillation empfindliche Stoffe bereits oxidiert werden. Auf den Etiketten muss der genaue Gewinnungsvorgang vermerkt sein.
Eine Neuheit ist ein ätherisches Öl von Grapefruit: Die Schalen der Früchte werden kaltgepresst, der Saft destilliert. Diese Qualität heißt »Grapefruit komplett« und ist sehr fein im Geruch.
Für aromatherapeutische Anwendungen sind nur ätherische Öle aus Demeter- oder kbA-Anbau zu empfehlen.

# Prüfbogen für ätherische Öle

Handelsname des Öles: ..................................................

Botanische Bezeichnung der Pflanze: ..................................................

Chemotyp (CT): ..................................................

Pflanzenteil: ..................................................

Anbaumethode: ..................................................

Herkunftsland: ..................................................

Gewinnungsverfahren: ..................................................

Farbe und Lichtqualität: ..................................................

Viskosität und Temperaturverhalten: ..................................................

**Riechtest**

| | Uhrzeit | + 30 Min. | + … Std. | + 24 Std. |
|---|---|---|---|---|
| **Intensität / Präsenz:** | | | | |
| **Note:** | | | | |
| Kopf (leicht, hell) | | | | |
| Herz (süß, blumig) | | | | |
| Basis (schwer, dunkel) | | | | |
| **Duftqualität:** | | | | |
| angenehm/unangenehm | | | | |
| oberflächlich/tief greifend | | | | |
| warm/kalt | | | | |
| leicht/schwer | | | | |
| süß/sauer | | | | |
| blumig | | | | |
| fruchtig | | | | |
| würzig | | | | |
| harzig | | | | |
| herb | | | | |
| stechend | | | | |
| betäubend | | | | |
| belebend | | | | |
| klärend | | | | |
| anregend | | | | |
| beruhigend | | | | |

Assoziation: ..................................................

Datum: ..................................

# Hydrolat – Blütenwasser – Aquarom

Bei der Destillation von ätherischen Ölen entsteht neben dem Öl das so genannte Hydrolat, das auch als Blütenwasser oder Aquarom bezeichnet wird. Der Wasserdampf trägt beim Durchgang durch das Pflanzenmaterial neben dem ätherischen Öl auch die wasserlöslichen Inhaltsstoffe der Pflanze mit sich. Nach der Kondensation nennt man dieses Wasser Hydrolat. Es enthält noch Spuren (0,4 bis maximal 0,7%) von ätherischem Öl.
Die Verwendung von Hydrolaten hat eine lange Tradition, die in heutiger Zeit mit Recht wieder zu Ehren kommt.
»Ihre innerlichen und äußerlichen Verwendungen sind sehr interessant. Sie können verglichen werden mit sehr konzentrierten Pflanzenwässern und haben eine Mittelstellung zwischen Phytotherapie und Aromatherapie«, so die Ausführungen in »*L'aromathérapie exactement*« von Franchomme & Pénoël.

Die Destillatrice Claire Montesinos stellt in ihrer Distillerie La Louine (Frankreich) kostbare Hydrolate aus 25 verschiedenen Medizinalpflanzen her – wie Angelika, Echinacea, Johanniskraut, Ringelblume, Schachtelhalm, Schafgarbe und Weißdorn etc. Die Pflanzen erntet sie in der freien Natur oder kultiviert sie kontrolliert biologisch. Dabei destilliert sie aus 10 kg Frischpflanzen 10 l Hydrolat. Sie ist eine direkte Nachfolgerin der weisen Frauen, die im letzten Jahrhundert als »Wasserbrennerinnen« bekannt geworden sind.
Echte Hydrolate, Blüten- und Pflanzenwässer, sollten keine Konservierungsmittel enthalten. Verschiedene Firmen liefern auf Wunsch diese Qualität an Apotheken und an medizinisches Fachpersonal.
Nach neueren Empfehlungen (Kosmetik-Verordnung) sollen Hydrolate 7–14 % unvergällten Weingeist enthalten, damit ihre Haltbarkeit gewährleistet ist.

Fälschungen aus Aquadest mit Duftzusätzen (z. B. Rosae artif.) sind ungeeignet für Aromapflege, Aromakosmetik und Aromaküche.

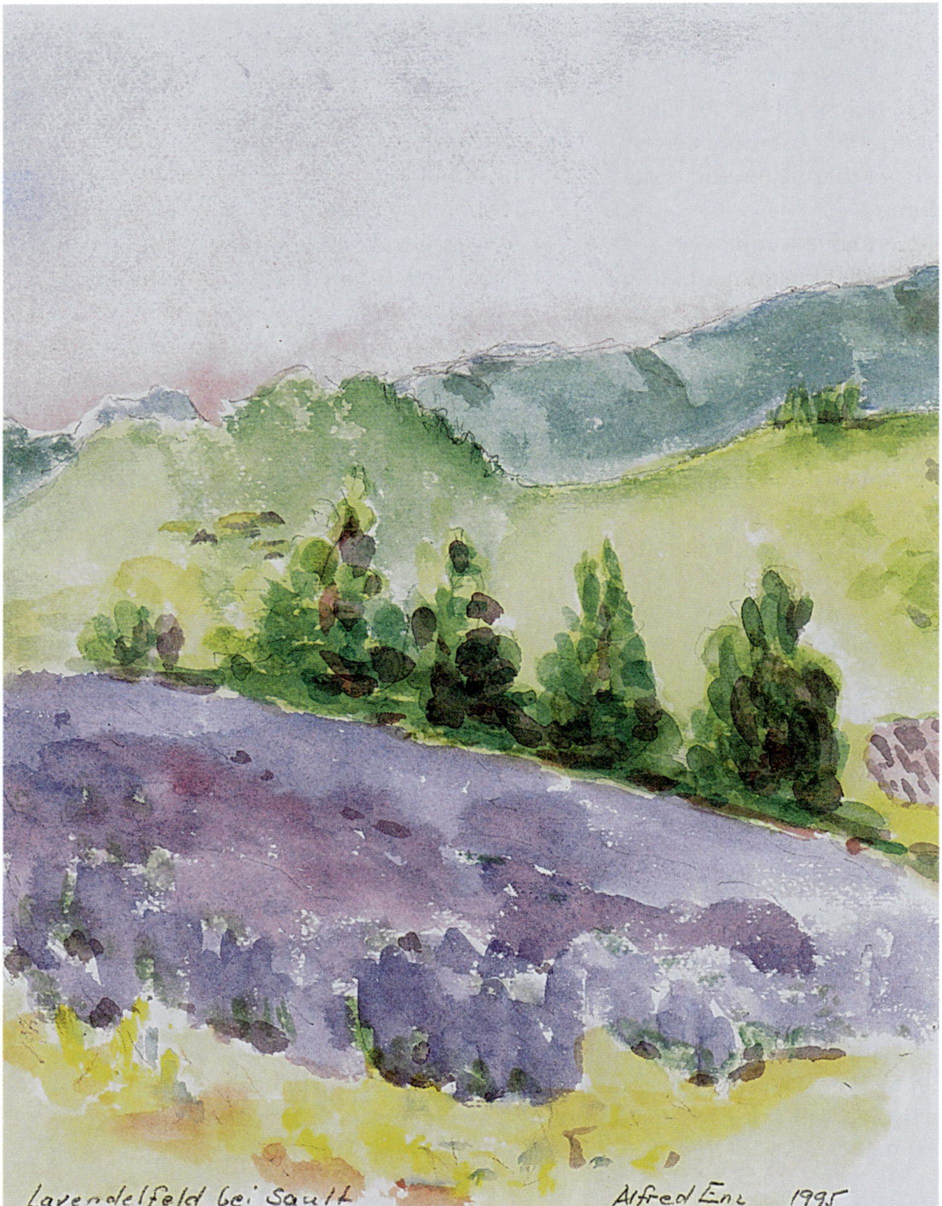


*Lavendelfeld bei Sault*

**Rosenwasser**
*Rosa damascena* MILL.
*Rosa centifolia* L.

- Zur Gesichtspflege für alle Hauttypen: harmonisierend, pflegend, tonisierend, desodorierend.
- Hyperaktive Kinder: 1 Teelöffel Rosenhydrolat in ½ l Wasser – über den Tag verteit zum Trinken geben.
- Bei vegetativer Dystonie: Herzkompressen mit Rosenhydrolat wirken beruhigend.
- Für Augenkompressen bei geröteten Augen und Glaukom: Hydrolate ohne Alkohol verwenden.
- Für die Aromaküche und die Weihnachtsbäckerei.

**Lavendelwasser**
*Lavandula angustifolia officinalis* MILL.

- Zur Gesichtspflege für alle Hauttypen: beruhigend, reinigend, schmerzlindernd Akne.
- Bei vegetativer Dystonie: Herzkompressen mit Lavendelhydrolat wirken harmonisierend.
- Bei Neigung zu Ulcus cruris: Umschläge.
- Bei Fieber: Wickel mit Lavendelhydrolat statt mit Essig (Hydrolat mit Wasser 1:1).

**Melissenwasser**
*Melissa officinalis* L.

- Zur Gesichtspflege: antiseptische Wirkung gegen unreine, fette Haut mit Neigung zu Akne.
- Bei Magen-Darm-Beschwerden und viralen Infekten.
  innerliche Einnahme (1- bis 2-mal täglich 1 Teelöffel in einem Glas Wasser).
- Melissenwasser enthält relativ viel ätherisches Öl, da es bei der Destillation für mehrere Durchgänge verwendet wird.
  Es ist somit eine Kostbarkeit wie das ätherische Öl.

**Pfefferminzwasser**
*Mentha piperita* L.

- Bei Kopfschmerzen und auf Reisen: zur Erfrischung.
- Bei Gürtelrose: kühlend und schmerzlindernd.
- Als Mundwasser mit ätherischen Ölen, je 2 Tr. Spearmint, Zitrone, Manuka, Niauli, Thymian (Alkoholtyp) und 1 Tr. Melisse 100% in 100 ml Hydrolat.
- Als Rasierwasser.

**Orangenblütenwasser**
*Citrus aurantium ssp. aurantium* L.

- Zur Gesichtspflege: reinigend, regenerierend und belebend.
- Als angenehmer Raumduft: Hydrolat und Wasser im Verhältnis 1:1 in die Duftlampe geben.

**Cistrosenwasser**
*Cistus ladandiferus* L.
- Besonders geeignet bei Hautproblemen: Neurodermitis, Psoriasis, Gürtelrose.
- Pruritis (juckende Stellen abtupfen).
- Als Rasierwasser.

**Myrtenwasser**
*Myrtus communis* L.
- Bei Heuschnupfen: erfrischendes Spray (nur ohne Alkohol verwenden)
- Bei Husten und Bronchialbeschwerden: 1 Teelöffel Hydrolat in 1/2 l Wasser, bei Bedarf schluckweise trinken.
- Bei unreiner und entzündeter Haut: desodorierend.
- Als Rasierwasser.

**Kamillenwasser »Römische Kamille«**
*Chamaemelum nobile* ALL./
*Anthemis nobilis* L.
- Bei Entzündungen zur Hautpflege: wundheilend.

**Rosmarinwasser**
*Rosmarinus officinalis* L.
- Zur Pflege von unreiner Haut und Akne.
- Für »Morgenmuffel«: als Zusatz zum Waschwasser durchblutungsfördernd, zur Anregung des Leberstoffwechsels, klärend.
- Als Rasierwasser.

**Salbeiwasser**
*Salvia officinalis* L.
- Zur Gesichtspflege: antiseptisch und desodorierend.

**Sandelholzwasser**
*Santalum album* L.
- Bei Stimmungsschwankungen: in Kombination mit Rosenwasser in der Duftlampe.
- Als Rasierwasser.

**Teebaumwasser**
*Melaleuca alternifolia* CHEL.
- Zur Gesäß- und Stomapflege: reinigend, antiseptisch. Es zeigen sich keine Probleme mit dem Alkoholzusatz.

**Zypressenwasser**
*Cupressus sempervirens* L.
- Zur Behandlung bei Hämorrhoiden.
- Als Rasierwasser.

# Pflanzenöle – Gesundheit aus der Natur

Viele Pflanzen bilden in ihren Früchten, Kernen oder Samen fette Öle, die in besonderen Verfahren gewonnen werden. Fette Öle sind im Unterschied zu ätherischen Ölen nicht flüchtig. Wegen ihrer chemischen »Verwandtschaft« mit der Haut dringen sie jedoch sehr gut in diese ein.
Sie eignen sich sehr gut als Basisöl für Einreibungen und Massagen, als Trägeröl für ätherische Öle und für Mazerationen (siehe folgendes Unterkapitel).

Naturreine, kaltgepresste Pflanzenöle enthalten ein- bis mehrfach ungesättigte Fettsäuren. Ungesättigte Fettsäuren sind stoffwechselaktiv. Gesättigte Fettsäuren sind dagegen reine Energiespender und oft an ungewollter Gewichtszunahme beteiligt.
Neben den Ölsäuren sind in ihnen auch Begleitstoffe wie Mineralien und Vitamine enthalten.

Es ist darauf zu achten, dass nur naturreine, kaltgepresste Öle aus kontrolliert biologischem Anbau verwendet werden. Diese sind bei einer sorgfältigen Lagerung (lichtgeschützt und kühl) normalerweise 1–2 Jahre haltbar, d.h. bis wieder eine neue Ernte zur Verfügung steht. Jojobaöl, das eigentlich ein Wachs ist, hält sich mindestens 3–5 Jahre. Auf den Flaschen sollte immer das Ernte-, Abfüll- oder Verfallsdatum stehen.

Die heilenden und pflegenden Eigenschaften von natürlichen, kaltgepressten Ölen werden durch Zugabe von ätherischen Ölen noch verstärkt; beide ergänzen sich so gegenseitig.
Für Massagen werden die fetten Öle (Basisöle) mit Vorteil gemischt verwendet, z. B. die drei folgenden (zu gleichen Teilen): Jojobaöl, Mandelöl, Macadamianussöl.
Verschiedene Öle, z. B. Jojobaöl, Macadamianussöl und Wildrosenöl (Rosa mosqueta / Rosa rubiginosa), haben einen natürlichen Sonnenschutzfaktor von 3–4.

Bei der Dosierung ist es von Bedeutung, ob eine Ganzkörpermassage oder nur eine punktuelle Massage durchgeführt wird. Für eine Ganzkörpermassage sollte dem Basisöl lediglich 0,5–1 % ätherisches Öl zugegeben werden, für punktuelle Massagen 1–3 %. Eine Dosierung von 4 bis zu 7% sollte nur kurz bei Schmerzzuständen angewendet werden.
Bei Mischungen, deren ätherische Öle Synergien (siehe Glossar im Anhang) bilden, soll der Anteil an ätherischen Ölen reduziert werden.

Beispiele:

- 50 ml Basisöl (1000 Tropfen)
  + 5 Tropfen ätherisches Öl
  = 0,5 %ige Mischung
- 50 ml Basisöl
  + 10 Tropfen ätherisches Öl
  = 1%ige Mischung
- 100 ml Basisöl (2000 Tropfen)
  + 20 Tropfen ätherisches Öl
  = 1%ige Mischung

*Literaturhinweise zum Thema Pflanzenöle sind im Anhang zu finden.*

## Mazeration: Die Herstellung von Ölauszügen

Die Mazeration ist wohl die älteste Art, pflanzliche Stoffe für die Nahrungs- und Heilmittelherstellung (Galenik) aufzubereiten. Kräuteressig und Kräuterlikör sind sehr bekannte Beispiele dafür. Auch das altbewährte Johanniskrautöl, das schon vor Urzeiten von jedermann hergestellt wurde, ist ein mazeriertes Öl.
Definitionsgemäß ist Mazeration ein Verfahren, bei dem Pflanzenteile frisch oder getrocknet in einem »Lösungsmittel« – fetten Ölen (Basisölen), alkoholischen Produkten, Wasser etc. – bei Raumtemperatur stehen gelassen werden, bis die Wirkstoffe der Pflanzen in das flüssige Medium übergegangen sind. Genutzt werden zum einen die Wirkungen der Pflanzen bei der Anwendung (Einreibungen und Einnahmen). Zum anderen haben die durch Mazeration entstandenen Produkte konservierende Eigenschaften.

Im Zusammenhang mit Aromaanwendungen kommen für uns die folgenden Mazerationen mit fetten Ölen in Frage. Kaltgepresste Öle aus biologischem Anbau sind die Voraussetzung für wertvolle Mazerate.

### Die Herstellung von Johanniskrautöl

*Hypericum perforatum* L.

Die Blüten werden im Sonnenlicht geerntet. Eine Wildsammlung sollte weitab von Verkehrswegen und Industriegebieten erfolgen.
Kurz angetrocknet, werden die Blüten in weißen Flaschen mit kaltgepresstem Olivenöl während einer Mondphase (Vollmond – Neumond – Vollmond) in der Sonne stehen gelassen, die Blüten im Glas alle paar Tage bewegt und nachher sorgfältig abfiltriert. Johanniskrautöl nennt man im Volksmund auch Rotöl, da es durch das Hypericin eine rubinrote Farbe erhält.
Bei geringerer Sonneneinstrahlung in nördlichen Breitengraden ist es günstig, das Öl eine weitere Mondphase

lang reifen zu lassen, bis es die richtige Farbe bekommen hat. Gleichzeitig kann man auch die Blüten gegen frische austauschen, falls in der Natur noch welche zu finden sind.

**Die Herstellung von Calendulaöl, Ringelblumenöl**
*Calendula officinalis* L.
Der Auszug wird mit Olivenöl, Maiskeimöl (ungebleichte Erstpressung, die natürliches Vitamin E enthält und dadurch sehr haltbar ist), Mandel- oder Aprikosenkernöl hergestellt. Die Blüten werden im Sonnenlicht gepflückt und einige Tage in einem weißen Glas im Öl an der Sonne stehen gelassen. Anschließend lässt man den Auszug im Wasserbad (maximal 40 °C) 1 Stunde ziehen und 12 Stunden an der Wärme stehen. Sorgfältig abgesiebt, in dunkle Flaschen gefüllt und kühl und dunkel aufbewahrt, ist das Öl zur Anwendung bereit.
In der Provence wird Ringelblumenöl auf die gleiche Art mazeriert wie Johanniskrautöl, da dort die Sonneneinstrahlung intensiv genug ist.
Das kostbare, goldene Ringelblumenöl ist ein Hautbalsam und bei Venenproblemen besonders geeignet.
Im Volksmund wird die Ringelblume auch Mariengold genannt.

**Die Herstellung von Schafgarbenöl**
*Achillea millefolium* L.
Die Herstellung entspricht der Beschreibung beim Calendulaöl.
Für Einreibungen und Ölwickel bei Leber- und Gallenproblemen, bei Menstruationsbeschwerden und für die Hautpflege.

Mazerate können auch mit anderen Pflanzen hergestellt werden, z. B. mit frischer Zitronenmelisse *(Melissa officinalis* L.*)*, die eine ausgleichende Wirkung hat.

## Die wichtigsten Pflanzenöle: Mazerate und Kaltpressungen

**Aloe-Vera-Öl**
*Aloe ferox* MILL.
Pflanzenfamilie: Asphodelosgewächse, *Asphodelaceae*
Aloe-Vera-Öl ist ein Mazerat von frischen Pflanzenblättern und nativem Canolaöl (Raps in ursprünglicher Form, nicht genmanipuliert). *Primavera Life* liefert beispielsweise diese Qualität.
Die Pflanze verdankt ihre Heilkraft einem hohen Anteil an Acemannan, einer langkettigen Zuckerform. Dieser Inhaltsstoff wird in die Zellmembranen unseres Körpers eingelagert und bewirkt dort eine Immunstärkung des ganzen Organismus gegen krankmachende Bakterien und Viren.
Das Öl und das Gel haben eine schmerzlindernde und stark wundheilende, hautpflegende Wirkung.

Man verwendet sie bei Schürf-, Brand- und Schnittwunden, Insektenstichen, Sonnenbrand und anderen Hautproblemen.
Gegen Candida hat sich die folgende Mischung für Scheidentampons bewährt: 20 ml Aloe-Vera-Öl und 30 ml Johanniskrautöl mit je 5 Tropfen Teebaum und Lavendel extra. Der Tampon wird in die Ölmischung eingetaucht und innerhalb von 24 Stunden 3- bis 4-mal gewechselt (Rezept Monika Werner).
Bei Sonnenbrand und Schnittwunden kann man das aufgeschnittene Blatt der Aloe-Vera-Pflanze direkt auflegen.
Für die innerliche Anwendung ist der reine Pflanzensaft mit Vitamin C erhältlich, mit heilender Wirkung bei Hepatitis, bei Magen-Darm-Problemen, Candida und vorbeugend gegen Grippe.

**Aprikosenkernöl**
*Prunus armeniaca* L.
Pflanzenfamilie: Rosengewächse, *Rosaceae*
Siehe unter Mandelöl süß.

**Calendulaöl, Ringelblumenöl**
*Calendula officinalis* L.
(siehe auch »Die Herstellung von Ölauszügen«)
Pflanzenfamilie: Korbblütler, *Asteraceae*
Dieses Öl ist ein Mazerat aus Ringelblumenblüten in einem Basisöl.
Die entzündungshemmende Wirkung ist durch den Inhaltsstoff Carotin gegeben.
Ringelblumenöl ist ein altes Haus- und Heilmittel, ein Hautbalsam gegen trockene und rissige Haut und für schlecht heilende Wunden. Es ist ein ideales Öl bei rheumatischen Beschwerden, Durchblutungsstörungen, Krampfadern sowie Cellulite.
Bei der Behandlung von Sonnenbrand wirkt es ideal, wenn man es ergänzt mit dem ätherischen Öl von Lavendel extra.
Für entzündete Brustwarzen stillender Mütter wird das ätherische Öl von Rose 100 % und Lavendel zugegeben.
Hautpflegendes Öl während und nach einer Strahlentherapie darf nur nach Absprache mit dem behandelnden Arzt eingesetzt werden.
Es ist gewisse Vorsicht bei Allergien auf Korbblütler geboten.

**Calophyllum Inophyllum**
*Calophylle Madagascar*
Siehe unter Inophyllum calophyllum

**Distelöl, »Saflor«**
*Carthamus tinktorius* L.
Pflanzenfamilie: Korbblütler, *Asteraceae*
Das Distelöl wird durch Kaltpressung der Samen gewonnen. Es enthält 78 % mehrfach ungesättigte Fettsäuren, vor allem die stoffwechselaktive Linolsäure. Diese wichtigen Fettsäuren mit den Vitaminen E und A fördern die Produktion von Hormonen und wirken vorteilhaft auf das Immunsystem. Das Öl ist empfehlenswert für Massagen bei allen entzündlichen

Prozessen in Kombination mit kühlenden ätherischen Ölen von Lavendel, Cajeput etc.

### Inophyllum calophyllum

*Inophyllum calophyllum* L.
Pflanzenfamilie: *Guttifereae*

Das Öl wird durch Kaltpressung aus den Nüssen eines Baumes gewonnen, der in Madagaskar und Indien wächst. Es enthält wichtige mehrfach ungesättigte Fettsäuren, Lipoproteine und Harze. In der Volksmedizin ist es ein uraltes Heilmittel für Hautprobleme und die Wundpflege; es hat eine entzündungshemmende und immunstimulierende Wirkung.
Es schützt arterielle und venöse Kapillaren; in Beinmassagemischungen gibt man 10–20% Inophyllum zu anderen fetten Ölen.
Nach einem strengen Arbeitstag, bei Schmerzen in den Beinen oder nach einer Wechseldusche kann man Inophyllum mit 1 Tropfen ätherischen Öles von Immortelle sanft einstreichen.
Es ist ein ideales Trägeröl bei Gürtelrose (Herpes zoster) für eine Mischung mit Ravensara aromatica und Pfefferminze.
Inophyllum verleiht den Haaren Glanz und wirkt vorbeugend bei einer Disposition zu Haarausfall.

Das reine, kaltgepresste Inophyllum calophyllum ist ein kostbares Öl.

### Johanniskrautöl

*Hypericum perforatum* L.
(siehe auch »Die Herstellung von Ölauszügen«)
Pflanzenfamilie: Hartheugewächse, *Hyperiaceae*

Johanniskrautöl ist ein Mazerat des Hypericum perforatum. Es wird vorteilhaft in kaltgepresstem Olivenöl angesetzt. Durch seinen Hauptinhaltsstoff Hypericin erhält es seine psychoaktive Eigenschaft. Das Öl wirkt zudem wärmend, beruhigend, entkrampfend, schmerzlindernd sowie nervenstärkend und seelisch ausgleichend.
Ideal ist es zur Dekubitusprophylaxe zusammen mit Jojobaöl (zu gleichen Teilen).
Zur Stärkung des Hormonhaushaltes und speziell bei Depressionen kann man es innerlich einnehmen.
Johanniskrautöl kann die Lichtempfindlichkeit der Haut erhöhen!

### Jojobaöl

*Simmondsia chinensis* LINK.
Pflanzenfamilie: Buchsbaumgewächse, *Buxaceae*

Die Indianer nannten es »flüssiges Gold« und verwendeten es als Heilmittel gegen Krankheiten und zur Hautpflege.
Jojobaöl entsteht durch Kaltpressung aus den Nüssen des Jojobastrauches. Es ist eigentlich kein Öl, sondern chemisch gesehen ein flüssiges Wachs; der Geruch ist neutral. Es wird deshalb auch nicht ranzig und ist viele Jahre haltbar.

Es eignet sich nicht zur innerlichen Einnahme!
Durch den Gehalt an Vitamin E ist das Jojobaöl sehr hautpflegend, es nährt und regeneriert die Haut. Es ist ein ideales Schutzkosmetikum und hat einen natürlichen Lichtschutzfaktor 4. Da Jojobaöl eher austrocknend wirkt, sollte man es in Kombination mit anderen Ölen anwenden.
Es ist ideal für Massagen in der Geburtshilfe, da es nicht »fettet«.
Bei Sonnenbrand und Hautkrankheiten unterstützt es den Heilungsprozess. Ideal ist es als Grundlage zur Herstellung von Naturparfüm.
Jojobaöl ist ein kostbares und teures Öl, darum wird es oft verfälscht.
Ein einfacher Test: Im Kühlschrank wird reines Jojobaöl fest und bildet einen trichterförmigen Einzug.
Für eine Politur für Möbel aus Naturholz nimmt man 30 ml Jojobaöl vermischt mit den ätherischen Ölen von Zirbelkiefer (5 Tropfen) und Orange (3 Tropfen). Politur aus verschnittenem Öl schmiert und fettet!

**Macadamianussöl**
*Macadamia integrifolia* *MAIDEN & BETCHE*
Pflanzenfamilie: *Protaceae*

Die nahrhafte Nuss gehört zu den Grundnahrungsmitteln der Ureinwohner Australiens. Sie wird auch als Australiens Haselnuss bezeichnet.
Sie ist keine echte Nuss, sondern eine Steinfrucht wie die Mandel. Das Öl wird durch Kaltpressung der Nüsse gewonnen; der Geruch ist nussig.
Inhaltsstoffe sind die Vitamine A, B und E, Mineralstoffe und bis zu 25 % Palmitinsäuren; diese haben große Ähnlichkeit mit den hauteigenen Fettsäuren.
Macadamianussöl besitzt einen natürlichen Lichtschutzfaktor 3–4.
Es wirkt hautfreundlich, regenerierend, pflegend, beruhigend und ausgleichend. Es ist ein ideales Öl für Massagen bei Muskelverspannungen.

**Mandelöl süß**
*Prunus amygdalus var. dulcis* *BATSCH.*
Pflanzenfamilie: Rosengewächse, *Rosaceae*

Kaltgepresstes Mandelöl duftet fein nussig. Es enthält bis zu 80 % Ölsäure und 15 % Linolsäure sowie ca. 6 % gesättigte Fettsäuren. Der hohe Anteil an Ölsäure macht das Öl recht gut haltbar.
Mandelöl ist ein kostbares Öl für die Hautpflege. Es nährt und pflegt besonders empfindliche, trockene, spröde und rissige Haut. Es wirkt schmerzlindernd und bringt Erleichterung bei Juckreiz.
Es ist ein ideales Öl für die Babypflege.

*Aprikosenkernöl* hat ähnlich pflegende Eigenschaften und ähnliche Inhaltsstoffe.
Gute Erfahrungen hat man mit Aprikosenkernöl vor, während und nach einer Strahlentherapie gemacht (siehe Monografie 32).

**Mohnblütenöl**

*Papaver rhoeas* L.

Pflanzenfamilie: Mohngewächse, *Papaveraceae*

Mohnblütenöl ist ein Mazerat aus den Blüten des Feld- oder Klatschmohns in reinem, kaltgepresstem Olivenöl.
Durch die rhythmische Herstellung unter Einwirkung der Sonne über eine Zeitspanne von 42 Tagen entwickelt sich der Wirkstoff Rhoeadin zu einer schmerzstillenden Heilsubstanz. Da Olivenöl die Eigenschaft besitzt, tief in das Gewebe einzudringen, ergibt sich eine besondere Synergie.
Mohnblütenöl wirkt in erster Linie auf Schmerzzustände, die in Zusammenhang mit einem rheumatischen Formenkreis stehen. Es eignet sich hervorragend für jede Form von Gelenk- und Muskelschmerzen. In den letzten Jahren wurde das sonnenenergetisierte Öl zunehmend für Körper- und Organmassagen, bei Wirbelsäulentherapien und zur Behebung von Narbenstörungen mit besonders guten Ergebnissen eingesetzt.
Da das Öl stark belebt, empfiehlt es sich, die Anwendungen am Vormittag zu machen.

**Nachtkerzenöl**

*Oenothera biennis* L.

Pflanzenfamilie: Nachtkerzengewächse, *Oenotheraceae*

Nachtkerzenöl wird durch Kaltpressung der Samen gewonnen.
Es oxidiert schnell, darum wird es meistens in Kapseln geliefert.
Der Inhaltsstoff Gamma-Linolensäure bewirkt die vortreffliche Wirkung bei Hauterkrankungen, Allergien, Neurodermitis und hormonellem Ungleichgewicht.
Die innerliche Einnahme der Kapseln ist beim prämenstruellen Syndrom empfehlenswert.

**Olivenöl**

*Olea europaea* L.

Pflanzenfamilie: Ölbaumgewächse, *Oleaceae*

Olivenöl wird als »das flüssige Gold des Mittelmeers« bezeichnet. Der Ölbaum gilt als heiliger Baum und wird viele hundert Jahre alt.
Man gewinnt das Öl durch Kaltpressung des Fruchtfleisches der grünen Olive mit dem besonderen fruchtigen, olivigen Geruch.
Die im Öl enthaltene Linolsäure (12 %) wirkt stärkend auf das Immunsystem, hormonell ausgleichend und hautregenerierend. Sie schützt Herz, Kreislauf und das Gefäßsystem.
Die phenolischen Verbindungen sind ein ausgezeichneter Schutz vor freien Radikalen (d. h. vor aggressiven chemischen Verbindungen, die die Zellmembranen zerstören).
Olivenöl wirkt als guter Regulator des Cholesterinspiegels, ist leicht gallentreibend und abführend.
Olivenöl ist besonders geeignet für die Fuß- und Nagelpflege.
Es dringt tief in das Gewebe ein; dies ist besonders hilfreich bei Schmerz-

zuständen, Prellungen, Rheuma, Ischias, Polyarthritis und Nervenschmerzen.
Olivenöl in Verbindung mit Johanniskraut (siehe Johanniskrautöl) besitzt besonders schmerzlindernde Eigenschaften.
Ein Lob der mediterranen Küche: Die günstigen Wirkungen des Olivenöls machen es zu einem der wertvollsten Speiseöle zur Gesunderhaltung.

### Ringelblumenöl

Siehe Calendulaöl.

### Schwarzkümmelöl

*Nigella sativa* L.
Pflanzenfamilie: Hahnenfußgewächse, *Ranunculaceae*

Das Schwarzkümmelöl wird aus den Samen kaltgepresst, sein Duft ist würzig und variiert je nach Herkunft. Das Öl enthält 0,5–1,5 % ätherisches Öl – Sesquiterpene, die besonders ausgleichend wirken.
Bei Einreibungen und Massagen wirkt Schwarzkümmelöl krampflösend.
Bei Bronchialasthma und Keuchhusten innerlich eingenommen lindert es die Verkrampfungen des Bronchialbereiches. Es wirkt leicht antiallergisch, antihistaminisch und immunstärkend. Bei Asthma empfiehlt sich die Einnahme von 2-mal täglich
1 Schwarzkümmelölkapsel,
1 Teelöffel Schwarzkümmelsamen
oder 1 Teelöffel Schwarzkümmelöl.
Bei Darmträgheit und Blähungen helfen Einreibungen im Uhrzeigersinn mit einer Mischung von 50 ml Schwarzkümmelöl mit ätherischen Ölen: je 2 Tropfen Lavendel und Anis, je 3 Tropfen Fenchel süß und Koriander sowie 1 Tropfen Kreuzkümmel.
In der (Aroma-)Küche kann man 1 Esslöffel dieser Mischung vor dem Anrichten in schwer verdauliche, blähende Speisen geben.
Schwarzkümmel ist ideal gegen hohen Cholesterinspiegel.
Auch das ätherische Öl von Schwarzkümmel ist im Fachhandel erhältlich.

### Sesamöl

*Sesamum indicum* L.
Pflanzenfamilie: Pedaliengewächse, *Pedaliaceae*

Das Öl aus den kaltgepressten Samen besitzt einen leicht nussigen, herben Geruch. Durch die Ölsäure (42 %) wirkt das Öl hautfreundlich, hautregenerierend und ausgleichend. Dank der phenolischen Verbindungen (siehe auch unter Olivenöl) schützt es das Herz, den Kreislauf und das Gefäßsystem und wirkt verdauungsfördernd und gallentreibend.
Die Linolsäure (44 %) stärkt das Immunsystem und wirkt hormonell ausgleichend.
Sesamöl ist ein sehr wirksames, entgiftendendes therapeutisches Öl für äußerliche Anwendungen bei entzündlichen Hautprozessen, Neurodermitis, Hautalterungs-

prozessen und bei Durchblutungsstörungen, Rheuma und Arthritis. Die ayurvedische Medizin verwendet Sesamöl seit ältester Zeit für Massagen, Ölgüsse und Ölziehkuren zur Entgiftung.
Sesamöl eignet sich auch gut für die Küche, da es sich unter großer Hitze nicht negativ verändert.

**Weizenkeimöl**
*Triticum aestivum* L.
Pflanzenfamilie: Süßgräser,
*Poaceae/Graminaceae*

Das Öl wird durch Kaltpressung der Keimlinge gewonnen. Es ist ein wertvolles Öl mit ca. 50 % Linolsäure, natürlichem Vitamin E und vitaminähnlichen Inhaltsstoffen. Seine Haltbarkeit ist sehr beschränkt. Die Heilkraft ist besonders bei kontrolliert biologisch angebautem Weizen gewährleistet. Das kostbare Öl wird hauptsächlich für die Narbenpflege sowie zur Salbenherstellung verwendet und ist vorzüglich für die Kleinkinderernährung geeignet.

**Wildrosenöl**
*Rosa rubiginosa* L./
*Rosa mosqueta* L.
Pflanzenfamilie: Rosengewächse,
*Rosaceae*

Den Indianern war das Öl dieser Pflanze schon lange für die Behandlung von Wunden bekannt.
Man gewinnt das Öl aus den Samen der Frucht (Hagebutte) einer Wildrose, die in den Anden von Chile vorkommt. Es ist ein kostbares Öl.
Es stimuliert und regeneriert das Hautgewebe, z. B. bei Narben und Pigmentflecken. Für die Narbenpflege eignet sich die Kombination mit den ätherischen Ölen von Lavendel extra und Rose 100 %. Wildrosenöl wirkt vorbeugend gegen Sonnenbrand und besitzt einen hohen natürlichen Lichtschutzfaktor. Bei Verbrennungen verwendet man es mit der Mischung von Lavendel, Neroli und Cistrose (1%ige Mischung).
Bei Gürtelrose ist es als pflegendes, heilendes Öl besonders wirksam.
Gegen Schwangerschaftsstreifen und Faltenbildung wird es zur Pflege prophylaktisch eingesetzt.

# Cremen – Salben – Balsame

Grundrezept für
Erkältungsbalsam (Monografie 46)
Handcreme (Monografie 31)
Heilsalbe bei Dermatosen (Monografie 15)
Schmerzbalsam (Monografie 27)

- 100 ml Jojoba-Mandel-Macadamianuss-Öl,
- 50 ml Johanniskrautöl oder Calendulaöl je nach gewünschter Wirkungsweise,
- ca. 30 g naturreines Bienenwachs (ungebleicht),

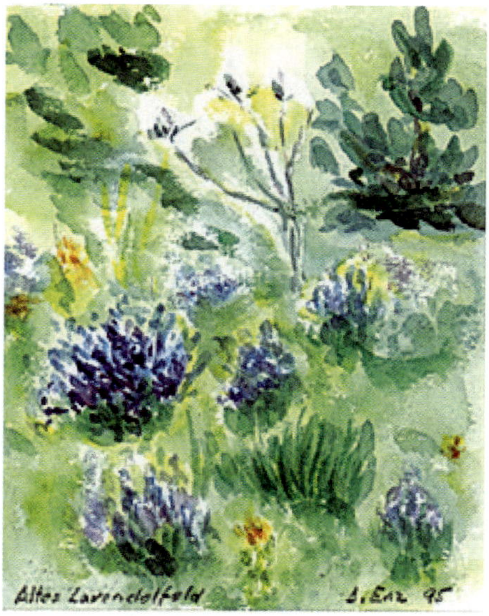


*Altes Lavendelfeld in der Haute Provence*

Grundrezept für
Lippenbalsam (Monografie 5)
Rosencreme (Monografie 38)

- 50 ml einer Mischung von Jojoba-, Mandel-, Aprikosenkern- und Wildrosenöl,
- ca. 10 g Naturreines Bienenwachs (ungebleicht).

Das Öl und das Bienenwachs zusammen in einem feuerfesten Glas im Wasserbad auf kleinem Feuer erwärmen (nicht über 40 °C) und diese Mischung mit einem Glasstab sorgfältig bewegen. Wenn alles flüssig ist – es braucht etwas Geduld! –, das Glas aus dem Wasserbad nehmen und etwas auskühlen lassen. Die vorbereitete Mischung ätherischer Öle dazugeben, umrühren und anschließend die Flüssigkeit in Cremedöschen abfüllen. Zum Abkühlen mit frischem Seidenpapier abdecken, nach vollständigem Auskühlen mit dem Deckel verschließen. Zur Lagerung kühl stellen, am besten im Keller, nicht im Kühlschrank. Die Haltbarkeit beträgt mindestens 1 Jahr. Dieses Rezept hat sich seit Jahren bestens bewährt.

- Tipp:

Die Salbenherstellung kann man gut an den so genannten Frucht-/Wärme- oder Licht-/Blüte-Tagen vornehmen (siehe im Kalender »*Aussaattage*« von Maria Thun).

# Vorsichtsmaßnahmen und Hinweise für die Anwendung von ätherischen Ölen

Die konzentrierte Form der ätherischen Öle macht einen vorsichtigen, bewussten und sparsamen Umgang erforderlich.
Eine gute medizinische Abklärung der gesundheitlichen Situation ist die Voraussetzung für eine erfolgreiche Behandlung mit ätherischen Ölen. Aromatherapie ersetzt nie den Arzt oder Heilpraktiker! Man sollte auch nie ohne Absprache mit dem behandelnden Arzt ein Medikament absetzen; dies gilt vor allem bei Herz-Kreislauf-Medikamenten und im Besonderen für Betablocker.

**Kinder**

Sie reagieren empfindsamer auf ätherische Öle als Erwachsene. Daher ist eher Zurückhaltung bei der Anwendung geboten. Die Dosierungsvorschläge sollten für Kinder immer mindestens halbiert werden. Bei Säuglingen bis zum vierten Monat sollen nur in Ausnahmefällen ätherische Öle verwendet werden.
Es ist ein Unsinn, im Kinderzimmer stundenlang eine Duftlampe brennen zu lassen – eine Fuß- oder leichte Bauchmassage ist weit wirkungsvoller.

Ätherische Öle müssen kindersicher aufbewahrt werden und gehören nie in Kinderhände.

**Homöopathie**

Während einer homöopathischen Behandlung sollten ätherische Öle eher gemieden werden. Dies ist mit dem behandelnden Arzt oder Heilpraktiker zu besprechen. In der Literatur werden folgende Öle erwähnt, die als Antidot wirken, d. h. sie können die Wirkung von homöopathischen Mitteln aufheben: Pfefferminze, Kamille und Kampfer sowie ätherische Öle mit einem hohen Kampfergehalt, z. B. Lavandin, Rosmarin officinalis.

**Direkter Hautkontakt**

Ätherische Öle sollten in der Regel in einem fetten Öl (Basisöl) vermischt auf die Haut aufgetragen werden. Speziell hautirritierend und sensibilisierend auf der Haut sind Zimtrinde, Nelkenöl und evtl. Zitrusöle (Agrumenöle). Bei empfindlicher Konstitution ist vor dem Gebrauch eines ätherischen Öles in der Ellenbeuge eine Probe zu machen, dies gilt besonders für Allergiker. Man kontrolliert jeweils nach 24 und nach 48 Stunden.
Meine Erfahrung ist, dass diese Zeitspanne ihre Berechtigung hat.

Augenkontakt muss vermieden werden. Falls trotzdem eine Irritation vorliegt, sind die Augen sofort mit Milch oder einem fetten Öl auszuspülen, denn ätherische Öle sind nicht wasserlöslich! Grundsätzlich ist auch ein Schleimhautkontakt mit puren ätherischen Ölen zu vermeiden.

**Schwangerschaft**

Verschiedene ätherische Öle sollten während der Schwangerschaft gemieden werden. Ingeborg Stadelmann beschreibt in ihrem Buch *»Die Hebammen-Sprechstunde«* diejenigen ätherischen Öle, die in dieser Zeit hilfreich eingesetzt werden können (siehe Literatur im Anhang).

**Epilepsie**

Bei Neigung zu Epilepsie sind folgende ätherische Öle zu meiden: Ysop officinalis, Muskatnuss, Kampfer, Salbei, Muskatellersalbei, Rosmarin (CT Kampfer) nur mit Vorbehalt.
Alle Öle mit höherem Monoterpenketonanteil sind nur mit großer Vorsicht einzusetzen.

**Photosensibilität**

Ätherische Öle, die Furocumarine enthalten, erhöhen die Lichtempfindlichkeit der Haut. Das ätherische Öl der Angelika und von Zitrusfrüchten – speziell Bergamotte (0,1 bis 0,5 %, maximal bis 2 % Furocumarine) – darf bei starker Sonnenbestrahlung, vor dem Sonnenbaden und Solarium nicht benutzt werden; dies betrifft besonders Einreibungen und Massagen. Es können sich bleibende Hautflecken bilden.
Dasselbe gilt auch für das Johanniskraut*mazerat* (allgemein Johanniskrautöl genannt). Der Inhaltsstoff Hypericin, der die Lichtempfindlichkeit bewirkt, fehlt hingegen im *ätherischen* Öl von Johanniskraut *(Hypericum perforatum L.).*

**Haltbarkeit**

Ätherische Öle sollen verschlossen, dunkel und kühl aufbewahrt werden, getrennt von Medikamenten, am besten in einem kühlen Zimmer oder im Keller. Sie sind unterschiedlich lange haltbar:

- Aus Zitrusfrüchten gewonnene Kaltpressungen sind generell ein Jahr haltbar. Besonders Mandarine ist empfindlich und behält kaum ein Jahr den Duft und die Qualität.
- Pinus- und Teebaumöle verändern sich bei der Alterung etwa innerhalb von zwei Jahren zunehmend. Sie können deswegen hautirritierend und sensibilisierend wirken. Der Duft verändert sich allerdings nicht wesentlich.
- Die meisten wasserdampfdestillierten ätherischen Öle halten sich mehrere Jahre; viele davon werden mit der Zeit immer noch schöner und »runder«.

- Absolues (siehe Kapitel »Wie werden ätherische Öle gewonnen?«) verlieren bei sorgfältiger Lagerung ihre Qualität nicht.

Ätherische Öle in angebrochenen Fläschchen, deren Inhalt schon stark reduziert ist, oxidieren schneller als in vollständig gefüllten. Es können sich sensibilisierende oder hautreizende Verbindungen bilden.

Verdorbene, unbrauchbar gewordene ätherische Öle sollten nicht ins Abwasser gegeben, sondern verantwortungsvoll entsorgt werden.

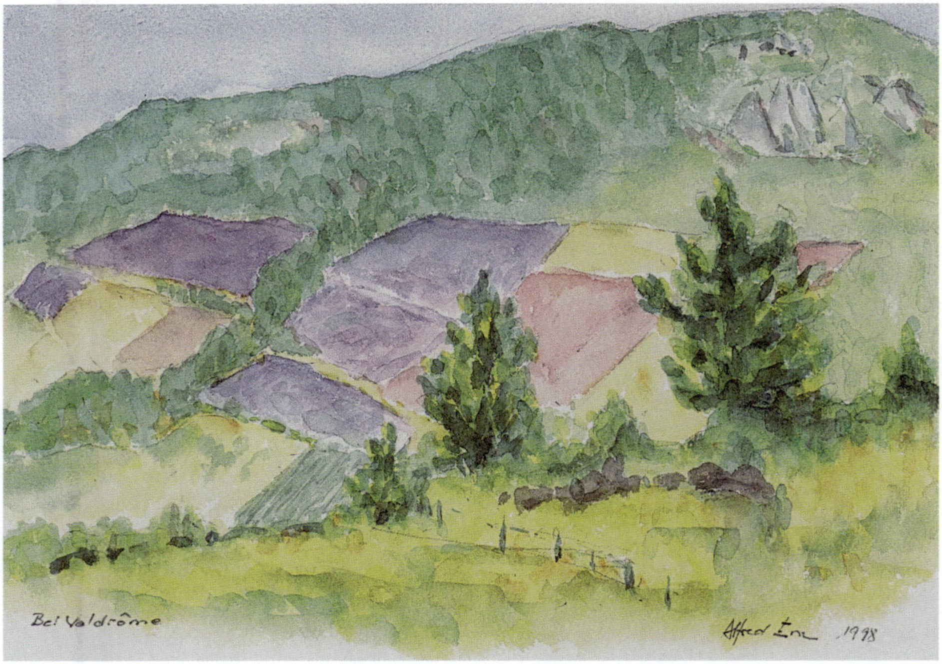


*Lavendel- und Muskatellersalbei-Kulturen bei Valdrôme*

# Biochemische Substanzen in ätherischen Ölen

**Allgemeine Hinweise**

Die verschiedenen Wirkungsweisen der ätherischen Öle sind erklärbar, wenn man die Inhaltsstoffe und deren Eigenschaften kennt.
Ätherische Öle bestehen aus einer Vielzahl verschiedener Moleküle, die der organischen Chemie zugeordnet werden.
Dabei hat jedes ätherische Öl eine andere Zusammensetzung mit unterschiedlichen Anteilen der Inhaltsstoffe. In den Monografien im zweiten Teil des Buches sind die wichtigsten Stoffgruppen und ihre jeweiligen prozentualen Anteile aufgeführt.
Besonders herausragende einzelne Inhaltsstoffe werden in Klammern ebenfalls genannt. Beispielsweise ist in der Monografie 3 Bergamotte bei der Stoffgruppe »Monoterpenalkohole« das Linalool erwähnt. Das heißt, dass sich das Linalool im Wirkungsspektrum der Bergamotte deutlich hervorhebt. Es bedeutet jedoch nicht, dass das Linaool der einzige Inhaltsstoff in der Gruppe der Monoterpenalkohole bei der Bergamotte wäre. Die oft zahlreichen weiteren Inhaltsstoffe werden hier nicht aufgezählt.

*Monoterpene* und ihre Derivate wie Monoterpenalkohole, Phenole, Monoterpenketone etc. sind Moleküle mit 10 Kohlenstoffatomen (C-Atome). Sie wirken allgemein stark, schnell und intensiv – gemäß ihrer relativ geringen Molekulargröße.

*Sesquiterpene* und ihre Derivate wie Sesquiterpenalkohole, Sesquiterpenketone etc. sind Moleküle mit 15 C-Atomen. Sie wirken langsamer und milder – gemäß ihrer größeren Molekulargröße.

*Diterpene* und ihre Derivate wie Diterpenalkohole etc. sind Moleküle mit 20 C-Atomen.
Sie wirken ausgleichend und haben eine hormonartige Wirkung.

Bei den *Ketonen* ist die Größe des Moleküls (Monoterpenketone mit 10 C-Atomen, Sesquiterpenketone mit 15 C-Atomen) und die Anzahl der funktionellen Gruppen (Diketone besitzen zwei, Triketone drei) ausschlaggebend für ihre Wirkungen.

In den folgenden Abschnitten sind verschiedene Inhaltsstoffe und ätherische Öle in Klammern eingefügt. Wenn nicht anders bezeichnet, sind diese Angaben als Beispiele aufzufassen.

**Monoterpene: »Kraftspender«**
Allgemein wirken Monoterpene leicht antiseptisch, antibakteriell, entzündungshemmend (Limonen in Zitrone), stimulierend, immunstärkend, durchblutungsfördernd, antirheumatisch, schmerzlindernd (Angelika) und konzentrationsfördernd. In feinster Dosierung wirken Monoterpene entkrampfend auf die glatte Muskulatur der Atmungs- und Harnwegsorgane (Niauli). Die Monoterpene $\alpha$- und $\beta$-Pinen (Nadelbaumöle) haben eine kortisonähnliche Wirkung und sind allgemein für einen frischen Duft verantwortlich. Phelandren (Weißtanne) duftet balsamisch.
Ätherische Öle mit hohem Monoterpengehalt können Hautirritationen verursachen, wenn sie unverdünnt auf die Haut aufgetragen werden.

**Monoterpenalkohole (Monoterpenole): »Gute Verträglichkeit«**
Die hautfreundlichen Monoterpenalkohole wirken antiseptisch, antibakteriell, antiviral, antimykotisch (Linalool, Geraniol, Borneol, Fenchol in Lavendel, Lavandin, Palmarosa, Fenchel) und stärken die Widerstandskräfte bei und nach Infektionskrankheiten. Als allgemeines Nerventonikum helfen sie bei Blockaden im vegetativen Nervensystem, lösen depressive Verstimmungen, sorgen für eine gute Lebensqualität (Rosenholz, Geranie, Melisse, Eisenkraut 100 %) und regulieren Stresssymptome (besonders Lavendel und Majoran). Borneol (Lavandin, Rosmarin Cineol) kann allerdings in zu hoher Dosierung zu Übelkeit führen.
Menthol (Pfefferminze) hat besonders eine kühlende Eigenschaft, und Terpineol 4 (Teebaum) regt die Nierentätigkeit an, ohne dass die Gefahr eines Mineralienverlustes (Aquarese) besteht.

**Sesquiterpene: »Balsam für die Haut und das Nervensystem«**
Ihre Wirkung ist sehr hautfreundlich, kühlend, entzündungshemmend (Chamazulen in Kamille blau), antiallergisch, hautregenerierend, schmerzlindernd (Lavendel, Manuka) und gut als Lebertonikum (Ledum). Sie haben auch die Fähigkeit, die Bildung von Krebszellen zu hemmen (Geranie, Manuka); diese Eigenschaft wird zurzeit in Studien untersucht. Sesquiterpene wirken außerdem leicht blutdrucksenkend und ausgleichend (Ylang Ylang), sie stabilisieren das Immunsystem sowie das Nervensystem und schützen vor übermäßigen Reizen (Vetiver, Zeder).

### Sesquiterpenalkohole (Sesquiterpenole): »Wahre Seelentröster«

Sie wirken sehr hautfreundlich, schwach entzündungshemmend und entstauend auf das lymphatische und venöse System; sie beeinflussen den Hormonhaushalt und indirekt die Immunstimulanz. Sie haben eine ausgleichende Wirkung in Stresssituationen und erheitern unser Gemüt (römische und blaue Kamille, Neroli, Rose). Sandelholz wirkt besonders regulierend und ausgleichend, der Inhaltsstoff Santalol entfaltet einen balsamischen Duft.

### Diterpene und Diterpenalkohole (Diterpenole): »Entspannung«

In ihrer chemischen Struktur haben sie einen hormonartigen Aufbau und kommen in den ätherischen Ölen nur in Spuren vor, sind in diesen kleinen Mengen jedoch sehr wirksam. Sie sind sehr ausgleichend und haben eine hormonregulierende Wirkung in Salbei (Salviol), Muskatellersalbei (Sclareol) und Zypresse (Abienol).
Die Verwandtschaft der Diterpene und Diterpenalkohole mit den Hormonen macht den Einfluss der entsprechenden ätherischen Öle auf den Körper verständlich.
Bei östrogenabhängigen Cancerosen (Unterleibs-, Brust- und Hodenkrebs) sollen Öle mit diesen Inhaltsstoffen wegen der hormonartigen Wirkungen nicht angewendet werden, ebenso bei Disposition zu Epilepsie.

### Phenole: »Hochwirksame Therapieöle«

Mit großer Vorsicht anwenden!
Ihre Wirkung ist stark antiinfektiös, antibakteriell, antiviral, antimykotisch (»Breitbandantibiotikum«), stark anregend, erwärmend, durchblutungsfördernd, blutdrucksteigernd, immunstärkend, aber auch hautreizend.
Die ätherischen Öle von Bergbohnenkraut, Oregano, Nelkenknospe und Thymian Thymol bzw. Thymian Carvacrol sollte man höchstens 2–3 Wochen lang anwenden. Phenole lagern sich in der Leber ab und werden verzögert ausgeschieden. Sie wirken darum lebertoxisch, und zwar bei allen Anwendungen!
Wenn Bergbohnenkraut verwendet wird (z. B. als Notfallöl für Reisen in ferne Länder), sollte man es zur Anregung des Leberstoffwechsels immer mit Ledum und Rosmarin verbenon kombinieren. Diese Mischung kann als Baucheinreibung (in Basisöl) oder als innerliche Einnahme – mehrmals während einer akuten Phase je 1 Tropfen in Fludol gelöst – verwendet werden (siehe auch die Kapitel »Aromatherapie – Aromatologie« und »Die Anwendung von ätherischen Ölen«).
Phenole haben außerdem eine psychische Wirkung: Sie sind vitalisierend und bewirken eine vermehrte Noradrenalinproduktion im Körper; sie sorgen somit für Power und fördern das Selbstvertrauen (Noradrenalin aktiviert das Nervensystem, macht

wach und ist antriebssteigernd).
Das Phenol Eugenol (Nelke) wirkt stark antiseptisch, schmerzlindernd, leicht blutgerinnungshemmend und das Lymphsystem anregend (Lorbeer).
Alle Phenole führen bei hoher Dosierung zu Hyperaktivität.
Bei Schilddrüsenüberfunktion ist besondere Vorsicht mit Thymian Thymol bzw. Thymian Carvacrol geboten.

**Ester: »Froh, heiter und gelassen«**
Sie wirken beruhigend, entspannend, entzündungshemmend, sehr hautfreundlich und regulierend auf die Herztätigkeit. Psychisch sind sie stark ausgleichend (bei Schlaflosigkeit, hormonellen Störungen und depressiven Verstimmungen), ziehen aus einem seelischen Loch (Bergamotte) und bewirken eine Serotoninausschüttung, d. h. sie nehmen einerseits Einfluss auf unsere Stimmung und unseren Schlaf-Wach-Rhythmus, anderseits wirken sie tonisierend auf die glatte Muskulatur der Bronchien und des Magen-Darm-Traktes.
In Stresssituationen und bei Erschöpfungsdepressionen sind Ester zusammen mit Sesquiterpenen angezeigt.
In Kombination haben sie ähnliche Wirkung wie Tranquilizer und Betablocker und sind unbedenklich einsetzbar (Lavendel, Majoran), siehe auch Kapitel »Vorsichtsmaßnahmen«.
Bei verschiedenen ätherischen Ölen sind die Ester für die blumige Duftnote verantwortlich.

**Ether: »Seelentonikum«**
Ether sind in geringster Dosierung hochwirksam.
Ihre Wirkung ist ähnlich wie die der Ester: entspannend, ausgleichend, beruhigend, z. B. bei seelischer Erschöpfung und Energielosigkeit gleichen sie einem Antidepressivum.
Sie haben eine östrogenartige Wirkung (Fenchel).
Als »Krampflöser« wirken sie besonders gut bei Magen-Darm-Problemen (Estragon, Pfefferminze).
Aber Vorsicht: Der Inhaltsstoff Menthofuran bei Pfefferminze kann lebertoxisch wirken!
Metylchavicol und Metyleugenol können bei Personen mit entsprechender Disposition zu karzinogenen Veränderungen führen und bei entsprechend hoher Dosierung genotoxisch wirken (Ravensara).

**Aldehyde: »Setzen starke psychische Reize«**
Diese ätherischen Öle nie unverdünnt auf die Haut auftragen, immer in Verbindung mit einem fetten Öl.
Sie wirken entzündungshemmend, fiebersenkend, antibakteriell und antiviral (Geranial in Eisenkraut), blutdruckregulierend und ausgleichend, entspannend auf das Nervensystem (Neral in Melisse) immunstimulierend, in höherer Dosierung belebend und anregend (Lemongrass).
Die Erfahrung zeigt, dass Aldehyde (Citral, Geranial, Neral) in Räumen mit Computern, Kopiergeräten etc. eine günstige Wirkung haben, indem

sie den erhöhten Ozongehalt in der Luft verringern (Zitrone, Lemongrass). Bei den Aldehyden kann man Monoterpenaldehyde, die besonders in Zitrusölen vorkommen, und Sesquiterpenaldehyde unterscheiden, wobei die Letzteren infolge ihrer größeren Moleküle milder in ihrer Wirkung sind.

### Oxide: »Atem holen«

Ihre Wirkung ist schleimlösend, auswurffördernd, krampflösend, entzündungshemmend, antiseptisch, antiviral besonders im Bronchialbereich. 1,8-Cineol mit der ursprünglichen Bezeichnung Eucalyptol ist der bedeutendste Vertreter der Oxide (Eucalyptus radiata, Speiklavendel, Ysop decumbens).
Bei rheumatischen Prozessen wirken sie schmerzlindernd (Cajeput, Niauli). Generell sind sie ein Stimulans bei physischen und psychischen Erschöpfungszuständen (Ravensara aromatica).
Bei Kleinkindern und bei spastischen Atemwegserkrankungen ist jedoch Vorsicht geboten, denn Oxide wirken auf den Blutkreislauf anregend.

### Cumarine

In ihrer chemischen Struktur sind Cumarine esterartig. Sie sind bereits in Spuren hochwirksam: schmerzlindernd, entspannend, entkrampfend, ausgleichend für Herz und Kreislauf, leicht blutgerinnungshemmend (Lavendel) und das Lymphsystem anregend (»Ödemhemmer« Angelika).
Es ist wichtig, nur die beste Qualität der entsprechenden Öle einzusetzen, denn Cumarine lassen sich bei Lavendel erst nach 40 Minuten, bei Angelika erst nach mehreren Stunden Destillationszeit aus der Pflanze herauslösen.

### Furocumarine

Die Furocumarine Bergapten und Psoralen sind hauptsächlich in den ätherischen Ölen der Agrumen und der Doldengewächse enthalten.
Im seelischen Bereich wirken sie entspannend und stimmen fröhlich und gelassen.
Da sie photosensibilisierend sind, ist besondere Vorsicht nach Massagen geboten: Unter Sonneneinwirkung (auch im Solarium) können die Moleküle an den Basalzellen der Haut Veränderungen bewirken – Phototoxischer Effekt – das bedeutet ein erhöhtes Hautkrebsrisiko.

### Säuren

Säuren kommen hauptsächlich in Hydrolaten vor, in ätherischen Ölen dagegen meist nur in Spuren. Sie sind stark entzündungshemmend, schmerzstillend, entkrampfend, leicht antibakteriell, antiviral, beruhigend und entspannend auf körperlicher sowie auf seelischer Ebene.

**Lactone**
Lactone sind selten und nur in Spuren in ätherischen Ölen enthalten. Sie haben vor allem ausgleichende Eigenschaften.
Bei der Anwendung des ätherischen Öles von z. B. römischer Kamille können durch Lactone allergische Reaktionen ausgelöst werden.
Sie wirken gegen freie Radikale (aggressive chemische Verbindungen, die die Zellmembranen zerstören).

**Monoterpenketone**
Diese Ketone haben eine extrem starke Wirkung und erfordern daher sorgfältigste Anwendung!

Gut geeignet sind sie als Therapieöle für Haut und Nerven. In feinster Dosierung wirken sie beruhigend, hautpflegend, wundheilend und zellregenerierend. Auch haben sie eine schleimlösende Wirkung, die stärker ist als die von Oxiden; sie sind daher besonders bei Bronchialbeschwerden geeignet. Der Inhaltsstoff Kampfer ist ein wesentlicher Vertreter dieser Stoffgruppe. Monoterpenketone wirken ausgleichend auf die Schilddrüsenfunktion und stimulieren das Immunsystem.
Bei geringer Dosierung ist ihre Wirkung ausgleichend auf physischer und psychischer Ebene (Fenchon in Fenchel).
Bei hoher Dosierung wirken sie neurotoxisch (»Nervengifte«) und können Krämpfe, Bronchospasmen und epileptische Anfälle auslösen oder zu einem Abort führen.

**Sesquiterpenketone**
Sie sind viel milder als die Monoterpenketone und sehr verträglich.
Ihre Wirkung ist antibakteriell, antimykotisch (Leptospermon in Manuka und Kanuka), sie sind sehr hautfreundlich, narbenpflegend, ausgleichend und wirken entkrampfend auf das Atemwegssystem (Zeder).
*Diketone* haben eine antikoagulierende Wirkung (Immortelle).
*Triketone* wirken physisch und psychisch sehr ausgleichend (Manuka).

Die Kombination von Monoterpenketonen, Phenolen und Monoterpenen können den Blutdruck und den Augendruck erhöhen und die Gehirnaktivität verstärken. Darum ist mit ätherischen Ölen dieser Zusammensetzung vorsichtig umzugehen, besonders bei älteren Menschen.

Zur Orientierung

Bei Inhaltsstoffen mit der Endung -on und -ol in den biochemischen Bezeichnungen ist Aufmerksamkeit erforderlich:

-on deutet auf *ketonartige* Inhaltsstoffe hin; zu achten ist v. a. auf Monoterpenketone, welche neurotoxisch wirken können (Borneon, Thujon, Pulegon etc.).

-ol *kann* auf *phenolartige* Inhaltsstoffe hinweisen, welche hautätzend und leberschädigend sein können (Carvacrol, Thymol, Eugenol etc.), siehe unter »Phenole«.

Die zu den Gruppen der Terpenalkohole gehörenden Inhaltsstoffe mit der Endung -ol sind unbedenklich und haben entsprechend günstige Wirkungen.

Für eine mögliche Toxizität der Öle ist immer die Dosierung und die Dauer der Anwendung maßgebend (siehe auch Kapitel »Aromatherapie – Aromatologie«).

Die Bezeichnung »Leitsubstanz« in einigen Monografien im zweiten Buchteil ist lediglich eine Zusatzinformation, die zum schnelleren Verständnis beitragen soll.
Als Leitsubstanz kann ein biochemischer Bestandteil gelten, wenn er für die Wirkung des ätherischen Öles bestimmend bzw. dominant ist. Das kann sich in der Menge ausdrücken: Im Fall von Lavendel beträgt der Anteil der Leitsubstanz Ester 42–50 %, bei den Eukalyptusarten sind es die Oxide (1,8-Cineol) mit 60–80 % und bei den Nadelhölzern die Monoterpene mit 65–90 %.
Es kann sich bei der jeweiligen Leitsubstanz aber auch um einen biochemischen Inhaltsstoff handeln, der wie z. B. Thymol oder Carvacrol (das sind die Phenole im Thymian) schon mit einem Anteil von 30 % eine vorherrschende Wirkung hat.

Nicht alle Prozentangaben in den Monografien erlauben einen Rückschluss auf eine umfassende Inhaltsangabe. Von den über 500 möglichen chemischen Inhaltsstoffen der ätherischen Öle sind noch nicht alle erforscht, und quantitative Analysen sind oft nicht vollständig.
Zu beachten ist außerdem, dass die Inhaltsstoffe von jahreszeitlichen Schwankungen und von Standort- und Klimagegebenheiten abhängig sind.

*Die für dieses Kapitel verwendete Literatur finden Sie im Anhang des Buches.*

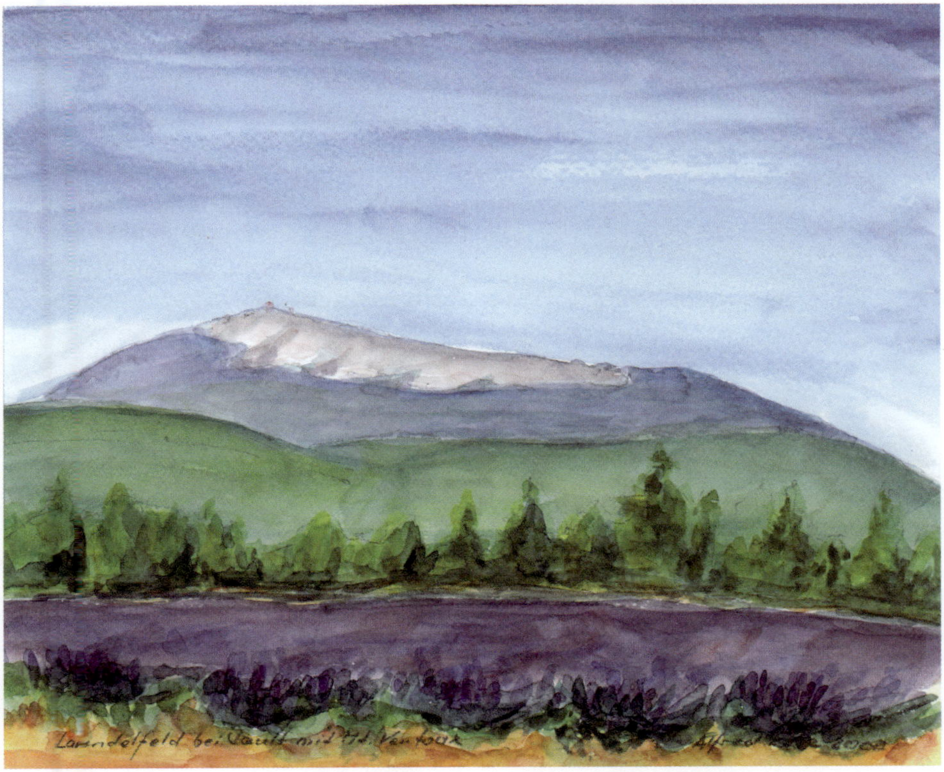


*Lavendelfeld bei Sault mit Mont Ventoux*

# Psychoaromatherapie: Neurophysiologische Wirkung ätherischer Öle

Ein angenehmer Duft erzeugt ein Wohlgefühl und beeinflusst somit unsere Psyche in positivem Sinne. Leider können Düfte auch negativ wirken und beispielsweise unangenehme Erinnerungen wachrufen. Neueste Forschungen der Psychoneuroimmunologie suchen die Zusammenhänge zwischen seelischer Verfassung und Immunsystem zu ergründen und die psychischen Wirkungen der körpereigenen Botenstoffe (Neurotransmitter) und Hormone zu klären.

Hinweise zur folgenden Abbildung (mit Zuordnung einiger ätherischer Öle, die die jeweilige Funktion beeinflussen):

**1, 2, 3** Über die Nase wird der Duft zum Riechepithel geleitet. Dort wird er zu einem Nervenimpuls umgewandelt und gelangt über Riechkolben und Riechstrang direkt ins so genannte limbische System, der Schaltstelle zwischen Hirnstamm und Großhirnrinde (Neocortex).

**4, 5** Im limbischen System (Hippocampus, Amygdala u. a.) – mit zentralem, endokrinem und vegetativem Regelsystem – werden Eindrücke analysiert sowie Erinnerungs- und Gefühlsvorgänge gesteuert.
- Zitrone, Pfefferminze, Rosmarin

**6** Verschiedene Botenstoffe wirken über den Hypothalamus (Teil des Zwischenhirns) und steuern die wichtigsten Regulationsvorgänge.
- Bergamotte, Geranie, Rosenholz

**7** Der Thalamus, die Kernmasse des Zwischenhirns, ist das Koordinationszentrum und das »Tor zum Bewusstsein«; Reflexe entstehen dort; Encephaline beeinflussen Lust und Unlust.
- Muskatellersalbei, Jasmin, Rose, Rosengeranie, Grapefruit

**8** Die Hypophyse (Hirnanhangdrüse) schüttet Hormone aus, u. a. die so genannten endogenen Morphine (Endorphine). Mit Beteiligung der vegetativen Funktionen wirken sie schmerzstillend, euphorisierend und stimulierend.
- Muskatellersalbei, Jasmin, Ylang Ylang

**9** Der Raphus nucleus sondert das Hormon Serotonin ab, welches beruhigend, entspannend und harmonisierend wirkt.
- Lavendel, Melisse, Kamille, Majoran, Neroli

**10** Vom Locus coeruleus aus werden Adrenalin und Noradrenalin angeregt. Diese bewirken, dass wir wach werden, sie steigern den Blutdruck und senken die Pulsfrequenz.
- Wacholderbeere, Zitrone, Lemongrass, Rosmarin

In den Monografien im folgenden zweiten Teil des Buches finden sich weitere Hinweise auf psychoaromatische Wirkungsweisen der ätherischen Öle.

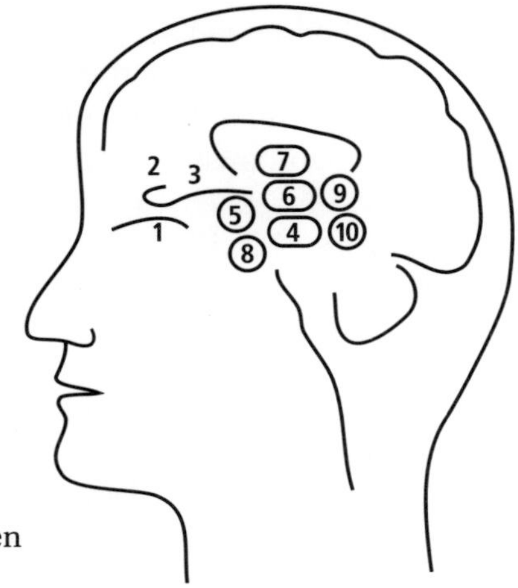


**Nervensinnesfunktionen beim Riechvorgang**

| Organe | Hormone Wirkungen | Funktionen |
|---|---|---|
| 1 Riechepithel<br>2 Riechkolben<br>3 Riechstrang | | |
| Limbisches System<br>4 Hippocampus<br>5 Amygdala | | Gefühle, Eindrücke, Gedächtnis |
| 6 Hypothalamus | Neuropeptide | Steuerung von vegetativen und endokrinen Prozessen: Wachen/Schlafen, Wärme, Atmung, Blutdruck, Wasser- und Fettstoffwechsel |
| 7 Thalamus | Encephaline | »Tor zum Bewusstsein«, Lust-Unlust-Empfindung, Euphorie, Analgesie |
| 8 Hypophyse | Endorphine | Euphorie, Analgesie, sexuelles Stimulans |
| 9 Raphus nucleus | Serotonin | Sedativum |
| 10 Locus coeruleus | Adrenalin<br>Noradrenalin | Wachbewusstsein |

# Übersicht über die 51 Monografien

Eine vollständige Aufstellung aller in den Monografien ausführlich oder auch nur kurz beschriebenen ätherischen Öle (mit lateinischen Bezeichnungen) befindet sich im Anhang.

1 Angelika »Engelwurz«
2 Basilikum
3 Bergamotte
4 Cajeput »Myrtenheide«
5 Cistrose
6 Douglasfichte »Douglasie«
7 Eisenkraut 100 % »Verbene«
8 Estragon
9 Eukalyptus »Fieberbaum«
10 Fenchel süß
11 Fichtennadel »Sibirische Fichte«
12 Fichte schwarz
13 Geranie »Rosengeranie«
14 Grapefruit
15 Immortelle »Strohblume«
16 Iris
17 Jasmin
18 Kamille blau »Echte Kamille«, »Deutsche Kamille«
19 Kamille römisch
20 Lavandin
21 Lavendel »Echter Lavendel«
22 Ledum »Porst«
23 Lemongrass
24 Lorbeer
25 Majoran
26 Mandarine
27 Manuka »Südseemyrte«
28 Melisse 100 % »Zitronenmelisse«
29 Muskatellersalbei
30 Myrte
31 Neroli »Orangenblüten«
32 Niauli »Niaouli«
33 Orange
34 Palmarosa »Indisches Süßgras«
35 Petit Grain Orange/ Petit Grain Bigarade
36 Pfefferminze
37 Ravensara aromatica »Ravintsara«
38 Rose 100 %
39 Rosenholz
40 Rosmarin
41 Sandelholz
42 Teebaum »Tea Tree«
43 Thymian »Zitronenthymian«
44 Vetiver
45 Wacholderbeere
46 Weißtanne
47 Ylang Ylang
48 Ysop decumbens
49 Zeder »Atlaszeder«
50 Zitrone
51 Zypresse

# Hinweise zu den Monografien

Die lateinischen Bezeichnungen der Pflanzen mit den dazugehörigen Namen von Autoren, die diese Pflanzen in der Vergangenheit beschrieben haben (z. B. *L., MILL., POWELL)* sind in bestimmten Rubriken kursiv gesetzt.

»Zur Unterscheidung (Varietäten / andere Pflanzenarten, Anbaugebiete etc.)«:
In dieser Rubrik werden botanische, chemotypische und qualitative Unterscheidungen aufgezeigt, um Verwechslungen zu vermeiden.

Die folgenden Rubriken mit Angaben über Gewinnung, Biochemie, Wirkungsweise und Indikation beziehen sich in der Regel auf **das ätherische Öl, das der Monografie den Namen gibt.**

**Ausnahmen:**

2 Basilikum (Basilikum Linalool)
9 Eukalyptus (Eucalyptus radiata)
30 Myrte (Myrte marokkanisch)
40 Rosmarin (Rosmarin Cineol)
43 Thymian (Thymian Linalool)
47 YlangYlang (YlangYlang komplett)

Für diese Ausnahmen ist bei der Rubrik »Wichtige Inhaltsstoffe« jeweils das ätherische Öl in Klammern vermerkt, für das die nachfolgenden Beschreibungen Gültigkeit haben.

In den Rubriken »Zur Beachtung« und »Tipp« finden sich gelegentlich zusätzliche Informationen über die bei »Zur Unterscheidung« genannten ätherischen Öle.

# 1
# Angelika

»Engelwurz«, »Erzengelwurz«
*Angelica archangelica* L.

- Pflanzenfamilie:
  Doldenblütler,
  *Apiaceae/Umbelliferae*

- Wichtigste Anbaugebiete:
  Belgien, Kroatien, Ungarn

- Pflanzenteile: Wurzeln.
  - Lagerung der klein geschnittenen Wurzeln vor der Destillation: 2–3 Jahre.

- Gewinnungsverfahren:
  Wasserdampfdestillation.
  - Angelikawurzel extra hat eine Destillationszeit von 24 Stunden.

- Ertrag: 0,3–1 %

- Duftnote: Herz-Basis-Note

- Duftprofil: aromatisch, erdig

- Wichtige Inhaltsstoffe:
  - Monoterpene 73–90 % (α- und β-Pinene)
  - Monoterpenalkohole 1 %
  - Sesquiterpene 1 %
  - Sesquiterpenalkohole 1 %
  - Diterpenalkohole 0,5 %
  - Ester 1,5–2 %
  - Cumarine/Furocumarine 2 %
  - Ketone Spuren

- Wirkungsweise:
  antiseptisch, schmerzlindernd, auswurffördernd, verdauungsfördernd, entspannend, krampflösend, wärmend, durchblutungsfördernd, leicht blutgerinnungshemmend, stabilisierend bei depressiven Verstimmungen.

- Indikation:
  Erkältungs-, Bronchialkrankheiten, Nebenhöhlenprobleme, Bauch- und Verdauungsbeschwerden, Blähungen, Durchblutungsstörungen, Ischias, Rheuma, Unruhe, Angst, Nervosität, Depressionen.

Anwendung:

- Duftlampe, Bad und Massage. (Bei hoher Dosierung ist eine Umkehrwirkung möglich.)
- Mischung für die Duftlampe oder ein entspannendes Bad: Lavendel, Angelikawurzel, Vetiver, Iris 1%ig, Honig*
- Für eine leichte Beinmassage bei der Schaufensterkrankheit (Claudicatio intermittens): 100 ml Johanniskrautöl, 20 Tr. Lavendel extra, 10 Tr. Cajeput und 5 Tr. Angelika.

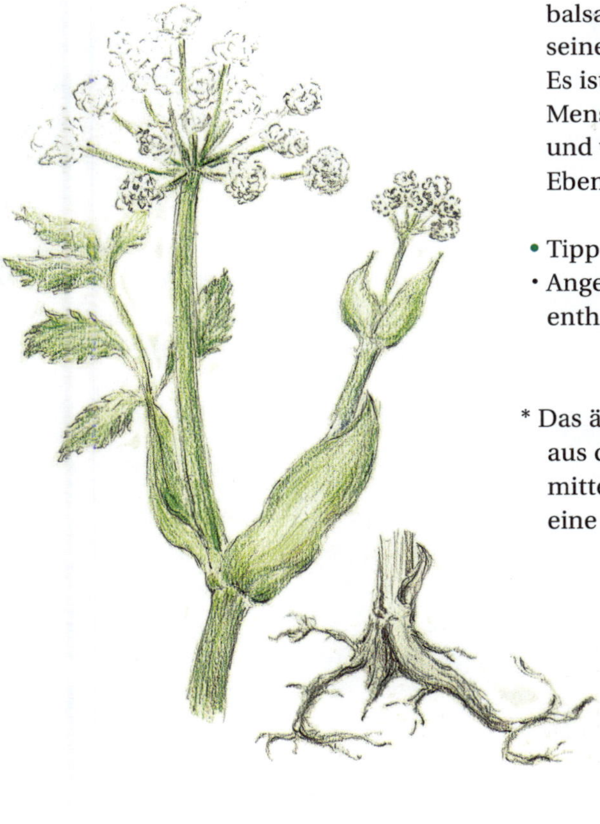

Zur Beachtung:

- Photosensibilisierend!
- Das ätherische Öl von den *Samen* der Angelika *(Angelica archangelica* L.*)* hat einen feinen, balsamischen Duft auf Grund seines Inhaltsstoffes Phelandren. Es ist für Kinder und ältere Menschen besonders geeignet und wirkt eher auf feinstofflicher Ebene.

Tipp:

- Angelika ist in jedem Kräuterlikör enthalten.

* Das ätherische Öl von Honig wird aus der honiggefüllten Wabe mittels Alkohol gewonnen. Es hat eine sehr ausgleichende Wirkung.

# 2
# Basilikum

*Ocimum basilicum* L.

Pflanzenfamilie:
Lippenblütler, *Lamiaceae*

Zur Unterscheidung (Chemotypen / andere Pflanzenart, Anbaugebiete):
- Basilikum Linalool, Basilikum süß, Europäischer Typ: Ägypten, Italien
- Basilikum Citral, Zitronenbasilikum: Ägypten
- Basilikum Metylchavicol, Basilikum trop., Exotischer Typ: Komoren
- Tulsi, *Ocimum sanctum* L.: Indien, Nepal

Pflanzenteile: Kraut

Gewinnungsverfahren:
Wasserdampfdestillation

Ertrag: 0,13–0,5 %

Duftnote: Kopfnote

Duftprofil: frisch; Basilikum Linalool riecht nach frischem Basilikumkraut

Wichtige Inhaltsstoffe (Basilikum Linalool):
- Monoterpenalkohole 40–55 % (Linalool)
- Phenole 1 % (Eugenol)
- Ester 5–7 %
- Ether 5–15 % (Methylchavicol)

Wirkungsweise:
antibakteriell, antiviral, entspannend, beruhigend, ausgleichend, krampflösend, Leber- und Gallenfunktion anregend, konzentrationsfördernd, psychisch aufhellend bei Depression, Balsam für Körper, Seele und Geist.

Indikation:
Kopfschmerzen, Migräne, Tinitus, Übelkeit, Reisekrankheit, Schluckauf, Gallen-, Magen- und Darmprobleme, Erkrankung der Bauchspeicheldrüse, Menstruationskrämpfe, mentale Unausgeglichenheit, Stress.

Anwendung:
- Einreibung, Bad, Duftlampe.
- Konzentrationsfördernde Mischung in der Riechflasche: 10 Tr. Basilikum, 20 Tr. Bergamotte.
- Basilikum hat eine ähnliche Wirkung wie ein Espresso.

- Bei Menstruationsschmerzen Kreuzbein und Unterleib einreiben: 30 ml Jojobaöl mit je 4 Tr. Schafgarbe*, Basilikum und wenig Pfefferminze. Variante: Schafgarbenöl (siehe Kapitel »Mazeration«) mit den ätherischen Ölen Basilikum und Pfefferminze.

Zur Beachtung:

- Basilikum Methylchavicol (Basilikum trop.) enthält 80–90 % Ether und wird gerne als Meditationsöl verwendet. Niemals innerlich anwenden!
- Basilikum Citral (Zitronenbasilikum) mit dem Inhaltsstoff Aldehyd wirkt leicht immunstimulierend.
- Tulsi hat ähnliche Inhaltsstoffe wie Basilikum Linalool, nur bedeutend mehr Phenole. Es ist eine ayurvedische Heilpflanze von großer Bedeutung.

Tipp:

- Aromaküche: In Suppen, Salatsoßen, Pizza und anderen italienischen Gerichten zu verwenden: 1 Tr. Zitronenbasilikum oder Basilikum süß in 10–20 ml Speiseöl (z. B. Olivenöl).
- Buchtipp: *»Aromaküche im Rhythmus der Jahreszeiten«* von Maria M. Kettenring.

* Das ätherische Öl Schafgarbe *(Achillea millefolium L.)* hat einen hohen Anteil an Monoterpenketonen und wirkt daher sehr ausgleichend.

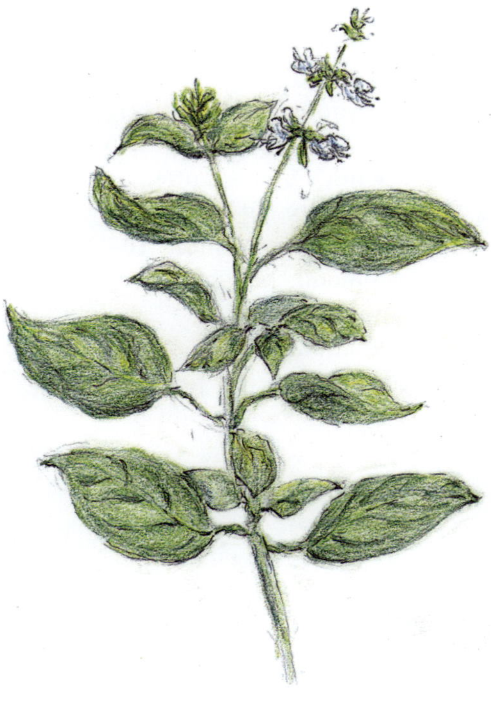

# 3
# Bergamotte

*Citrus aurantium ssp. bergamia* L.
Kreuzung von Bitterorange und Zitrone

- Pflanzenfamilie:
  Rautengewächse, *Rutaceae*

- Wichtigste Anbaugebiete:
  Italien, Insel Réunion

- Pflanzenteile: Schalen

- Gewinnungsverfahren:
  Kaltpressung der grünen Fruchtschale

- Ertrag: 0,5 %

- Duftnote: Kopfnote

- Duftprofil: frisch, fruchtig

- Wichtige Inhaltsstoffe:
  - Monoterpene 45–50 %
  - Monoterpenalkohole 10–18 % (Linalool)
  - Ester 25–38 %
  - Furocumarine 0,1–0,5 % (Bergapten)

- Wirkungsweise:
  antiseptisch, antiviral, konzentrationsfördernd, klärend, erfrischend, ausgleichend, stark stimmungsaufhellend, hautpflegend, desodorierend.

- Indikation:
  Wundpflege, Herpes simplex, Akne, Blasenschwäche, Blasenentzündung, Meteorismen, Niedergeschlagenheit, Angstzustände, depressive Verstimmungen, Tinitus, Schlafprobleme, Stress, Appetitlosigkeit.

- Anwendung:
  - Das Notfallöl!
  - In Krisensituationen je 1 Tr. Bergamotte, Grapefruit und Angelika aufs Taschentuch geben, daran schnuppern und evtl. in den Halsausschnitt stecken.
  - Beruhigende Massage: 100 ml Mandelöl mit 4 Tr. Bergamotte oder Petit Grain Bergamotte, 3 Tr. Lavendel, 2 Tr. Manuka, je 1 Tr. röm. Kamille, Sandelholz und Rose 100 %.
  - Fussbad bei Einschlafproblemen: Meersalz mit je 2–3 Tr. Lavendel und Bergamotte.

- Bei Blasenschwäche die Blasengegend einreiben: 20 ml fettes Öl mit 2 Tr. Bergamotte und 1 Tr. Sandelholz.

Zur Beachtung:

- Das ätherische Öl der Bergamotte mit dem Furocumarin Bergapten bewirkt phototoxischer Effekt; schon Spuren dieses Inhaltsstoffes sind hochwirksam (siehe Kapitel »Biochemische Substanzen«). Nach Massagen oder Bädern sollte man daher längere Zeit nicht an die Sonne oder auf die Sonnenbank gehen.
- Die Anwendung in der Duftlampe ist jedoch unproblematisch.
- Das ätherische Öl von Petit Grain Bergamotte (Wasserdampfdestillation der Blätter, Zweige und Fruchtansätze; siehe Monografie 35) ist eher geeignet für Massagen, weil darin keine Furocumarine enthalten sind.

Hinweis:

- Bergamotte und Petit Grain Bergamotte sind seit Jahrhunderten wichtige Ingredienzien für die Parfümindustrie. Bergamotte ist einer der wichtigsten Bestandteile von Eau de Cologne.

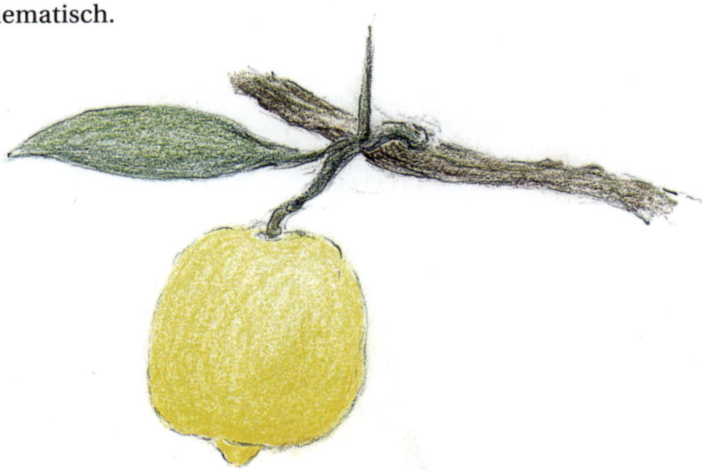

# 4
# Cajeput

»Myrtenheide«
Cajeput ist eines der Teebaumöle.
*Melaleuca cajeputi* POWELL / *Melaleuca leucadendron* L.

- Pflanzenfamilie:
  Myrtengewächse, *Myrtaceae*

- Wichtigste Anbaugebiete:
  Indien, Indonesien, Australien

- Pflanzenteile: Blätter, Zweige

- Gewinnungsverfahren:
  Wasserdampfdestillation

- Ertrag: 1%

- Duftnote: Kopfnote

- Duftprofil: frisch, kühl, eukalyptusartig

- Wichtige Inhaltsstoffe:
  - Monoterpene 16–19 %
  - Monoterpenalkohole 7–10 %
  - Sesquiterpene 3–5 %
  - Oxide 46–55 % (1,8-Cineol)

- Wirkungsweise:
  antiseptisch, antibakteriell, antiviral, entzündungshemmend, fiebersenkend, beruhigend, schmerzstillend, schleimlösend, auswurffördernd, krampflösend, erwärmend, stimulierend, durchblutungsfördernd, vertreibt Ungeziefer und Insekten.

- Indikation:
  Grippe, Erkältungskrankheiten, Atemwegserkrankungen, Bronchitis, Husten, Ohrenschmerzen, Neuralgien, Ischias, Rheuma, Gicht, Akne, körperliche und geistige Erschöpfung, Mattigkeit.

- Anwendung:
  - Ideales Winteröl für die Raumbeduftung: Cajeput mit Zitrone in die Duftlampe oder aufs Taschentuch geben.
  - 1 Tr. aufs Kopfkissen »gibt Luft« für verstopfte Kindernasen, zum Schlafen und bei Erkältungen.

- Bei Bronchitis und Husten Brust und Halsbereich einreiben: 100 ml Johanniskrautöl mit je 10 Tr. Cajeput, Niauli, Myrte marokk. und Lavendel. Für Kinder: je 5 Tr. Cajeput, Myrte marokk. und Lavendel.
- Nasenöl für Kinder: 20 ml Mandelöl mit je 1 Tr. Lavendel, Cajeput, Myrte marokk.
- Nasenöl für Erwachsene: Dem Mandelöl je 2 Tr. Cajeput, Niauli und evtl. 1 Tr. Pfefferminze zugeben.
- Das Nasenöl nur äußerlich anwenden (bei Kindern und Erwachsenen)!

Zur Beachtung:
- Gehört in die Notfallapotheke.

Buchtipp:
- Ruth von Braunschweig: *»Teebaum-Öle. Heilkraft für Körper und Seele«.*

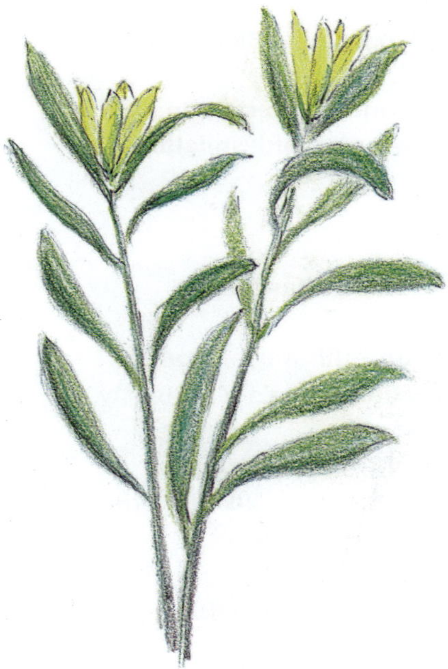

# 5
# Cistrose

*Cistus ladaniferus* L.

- Pflanzenfamilie:
  Cistrosengewächse, *Cistaceae*

- Wichtigste Anbaugebiete:
  Portugal

- Pflanzenteile: Blätter, Zweige

- Gewinnungsverfahren:
  Wasserdampfdestillation

- Ertrag: 1–1,5 %

- Duftnote: Basisnote

- Duftprofil: warm, aromatisch, blumig, riecht sehr intensiv

- Wichtige Inhaltsstoffe:
  - Monoterpene 40–50 % (α- und β-Pinene)
  - Monoterpenalkohole 8–12 %
  - Sesquiterpene 6–10 %
  - Diterpene Spuren
  - Ester 5–8 %
  - Lactone Spuren
  - Monoterpenketone 2,5–5 %

- Wirkungsweise:
  antiseptisch, antiviral, entzündungshemmend, entstauend, blutstillend, ausgleichend, hormonartige Wirkung.

- Indikation:
  Atemwegserkrankungen, Ulcerosen, Morbus Crohn, zur Hautpflege, Ekzeme, Akne, Hautallergien, Neurodermitis, Psoriasis, Schnittwunden, Blutergüsse, depressive Verstimmungen, Hormonschwankungen, Trauer.

- Anwendung:
  - Für die Hautpflege: Cistrose in Kombination mit Myrte türk. und Lavendel in Aloe-Vera-Öl.
  - Cistrosenhydrolat ist hervorragend für die Hautpflege, besonders bei Psoriasis, Neurodermitis, Gürtelrose.
  - Bei tiefen Schnittwunden: Cistrose mit Lavendel extra, ausnahmsweise direkt auf die Wunde.

- Lippenbalsam (Herstellung siehe Kapitel »Cremen – Salben – Balsame«):
  50 ml »Gesichtspflegeöl«,
  10 g Bienenwachs mit 12 Tr. Tolu*
  (kleine Pipette verwenden),
  7 Tr. Lavendel extra, je 3 Tr. Rosengeranie, Clementine und 1 Tr. Cistrose (2 %ige Mischung).

Zur Beachtung:

- Das ätherische Öl von Cistrose eignet sich gut als »Schutzöl« und als Meditationsöl.
- »Starkes« Öl.

Hinweis:

- Das klebrige Exudat der blühenden rosa und weißen Cistrose hat als Labdanum über Jahrtausende eine außergewöhnliche Rolle als Parfümingredienz gespielt, ebenso das Harz als Räuchermittel.

* Das ätherische Öl Tolu *(Myroxylon balsamum* MILL.*)*, gewonnen durch Alkoholextraktion des Harzes, hat eine heilende Wirkung – ähnlich wie Perubalsam.

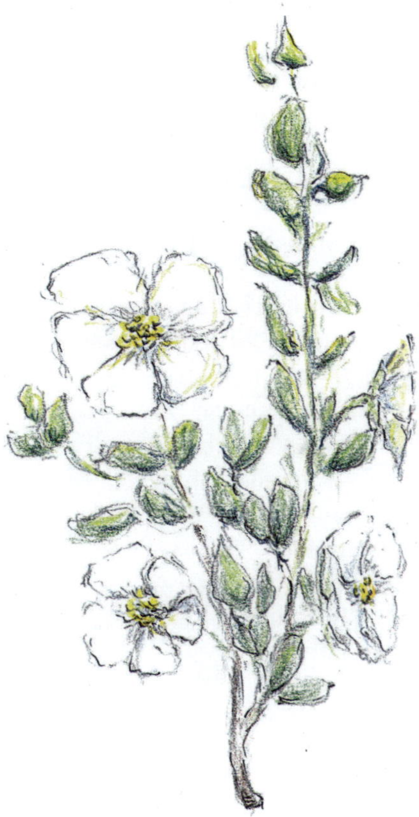

# 6
# Douglasfichte

»Douglasie«

*Pseudotsuga menziesii* MURRAY

- Pflanzenfamilie:
  Kieferngewächse, *Pinaceae*
- Wichtigste Anbaugebiete:
  Frankreich, Kanada
- Pflanzenteile: Zweige
- Gewinnungsverfahren:
  Wasserdampfdestillation
- Ertrag: 2–3 %
- Duftnote: Kopf-Herz-Note
- Duftprofil: klar, frisch
- Wichtige Inhaltsstoffe:
  - Monoterpene 50–75 % (α- und β-Pinene)
  - Monoterpenalkohole bis 10 % (Geraniol)
  - Ester 3–5 %
  - Aldehyde Spuren
  - Oxide Spuren
  - Monoterpenketone Spuren
- Wirkungsweise:
  antiseptisch, konzentrationsfördernd, vitalisierend, reinigend, sehr ausgleichend, aufrichtend, stimmungsanregend.
- Indikation:
  Bronchialprobleme, Konzentrationsschwäche, seelische Unausgeglichenheit, Unruhe.
- Anwendung:
  - In der Duftlampe zur Desinfektion von Räumen und zur Luftverbesserung: Douglasfichte und Zitrone.
  - Als Raumspray bei schlechten Gerüchen, besonders bei »Rauchmief«: 100 ml stilles Wasser oder 70 % Alkohol mit je 10 Tr. Douglasfichte, Fichtennadel, Zirbelkiefer*, Zitrone und je 5 Tr. Wacholderbeere, Rosengeranie, Eisenkraut 100 %.
  - Für eine harmonische Raumbeduftung: Douglasfichte, Eisenkraut 100 %, Grapefruit, Lavendel und Rose 10 % oder 100 %.

Zur Beachtung:

- Ätherische Öle von Nadelhölzern werden wegen der in ihnen enthaltenen Harze durch die Lagerung etwas dickflüssiger; daher evtl. mit 96 %igem, reinem Alkohol verdünnen.
- Nadelbaumöle, die älter als zwei Jahre sind, sollen nicht mehr für therapeutische Anwendungen verwendet werden, da sich die Inhaltsstoffe verändern. Der Duft bleibt schön, für die Duftlampe ist die Verwendung unproblematisch.

* Das ätherische Öl von Zirbelkiefer »Arve« *(Pinus cembra L.)* mit den Inhaltsstoffen Monoterpene, Sesquiterpene und Ester sorgt für eine gute Synergie.

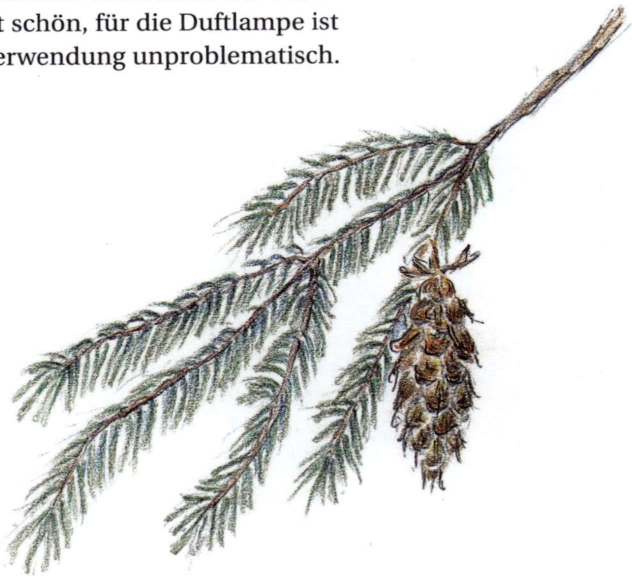

# 7
# Eisenkraut 100 %

»Verbene«

*Lippia citriodora* H. B. K.

- Pflanzenfamilie:
  Eisenkrautgewächse, *Verbenaceae*

  Botanisch wird Eisenkraut mit mehreren Namen bezeichnet:
  - *Lippia citriodora* H.B.K. und *Aloysia triphylla* BRITT.

- Wichtigste Anbaugebiete:
  Frankreich, Marokko

- Zur Unterscheidung (Pflanzenarten, Anbaugebiete):
  - weißes Eisenkraut, *Lippia alba* L.: Paraguay, Brasilien
  - Java-Eisenkraut, *Lippia javanica* SPRENG. (enthält Monoterpenketone: Tageton)
  - Anden-Eisenkraut, *Aloysia triphylla* BRITT.: Peru
  - Eisenkraut Grasse ist eine Qualität aus 10 % Eisenkraut und 90 % Lemongrass.
  - Bei *Verbena officinalis* L.. handelt es sich um eine andere Pflanze! Sie wächst wild oder wird für die Pharmazie angebaut.

- Pflanzenteile: Kraut

- Gewinnungsverfahren:
  Wasserdampfdestillation

- Ertrag: 0,1%

- Duftnote: Kopfnote

- Duftprofil: frisch, zitronig, leicht süß

- Wichtige Inhaltsstoffe:
  - Monoterpene 10–20 %
  - Monoterpenalkohole 5–15 %
  - Sesquiterpene 15–20 %
  - Aldehyde 35–40 % (Geranial)
  - Furocumarine Spuren

- Wirkungsweise:
  leicht antibakteriell, antiviral, entzündungshemmend, fiebersenkend, konzentrationsfördernd, blutdruckausgleichend, herzstärkend, immunstimulierend, ausgleichend, entspannend, erfrischend, aufhellend, inspirierend, motivierend, es gibt Energie und Kraft.

- Indikation:
  Grippe, rheumatische Beschwerden, Herz-Kreislauf-Probleme, Schwindel, Ulcerosen, Morbus Crohn, Bauchspeicheldrüsen-, Leber- und Gallenbeschwerden, leichte Depressionen.

Anwendung:

- Bei Schlafproblemen Einreibung auf Solarplexus und Herzbereich: 30 ml Mandelöl mit 7 Tr. Lavendel, je 4 Tr. Neroli, Sandelholz, Bergamotte und je 1 Tr. Eisenkraut 100 % und Rose 100 %.
- Für Sportmassage: Sesamöl mit Eisenkraut 100 %, Rosmarin, Lorbeer, Eucalyptus citriodora, Lavandin, Petit Grain Orange, Zitrone, Pfeffer*.

Zur Beachtung:

- Photosensibilisierend! Bei zu Allergie neigenden Personen nicht anwenden.
- Vorsicht bei Schwangerschaft: Das Öl kann Gebärmutterkontraktionen anregen.

Tipp:

- Der Tee von Eisenkraut (Lippia citriodora) mit Rosenblütenblättern ist ein gutes, beruhigendes Abendgetränk; aus Frankreich als Verveine Tee bekannt.

* Das ätherische Öl von Pfeffer schwarz *(Piper nigrum L.)* wird durch Wasserdampfdestillation der reifen Früchte gewonnen und hat einen hohen Anteil an Monoterpenen und Sesquiterpenen. Es wirkt stark anregend.

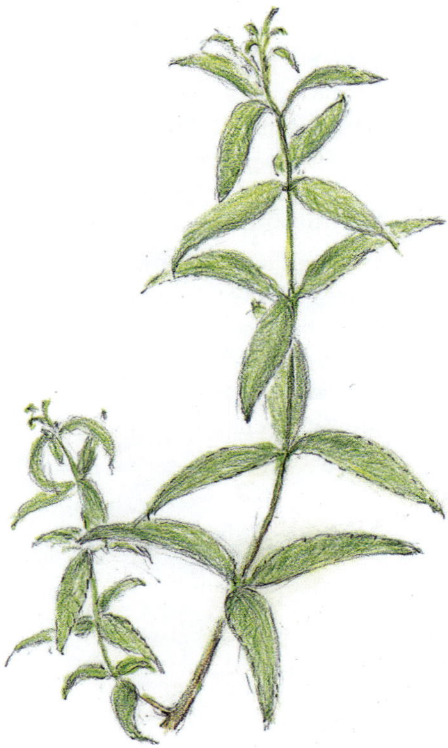

# 8
# Estragon

*Artemisia dracunculus* L.

- Pflanzenfamilie:
  Korbblütler, *Asteraceae*

- Wichtigste Anbaugebiete:
  Italien, Frankreich

- Pflanzenteile: blühendes Kraut

- Gewinnungsverfahren:
  Wasserdampfdestillation

- Ertrag: 0,1–0,4 %

- Duftnote: Kopfnote

- Duftprofil: aromatisch, frisch, würzig, herb

- Wichtige Inhaltsstoffe:
  - Monoterpene 15–20 % (Phelandren)
  - Monoterpenalkohole 15 %
  - Phenole 1 %
  - Ether 60–75 % (Methylchavicol)
  - Cumarine Spuren
  - Monoterpenketone Spuren

- Wirkungsweise:
  antibakteriell, antiviral, antiallergisch, entzündungshemmend, verdauungsfördernd, beruhigend, entspannend, krampflösend, herzstärkend, durchblutungsfördernd, ausgleichend, angstlösend.

- Indikation:
  Verdauungsprobleme, Colitis, Menstruationsbeschwerden, Herzbeschwerden, Angst, Heuschnupfen, Asthma, Schluckauf, Stress, Schlaflosigkeit, Nervosität.

- Anwendung:
  - Besonders ausgleichende, harmonisierende, krampflösende Mischung für die Duftlampe 3–4 Tr. der nachfolgenden Mischung in Wasser: je 3 Tr. Estragon, röm. Kamille, Angelika, Zeder, Rosenholz, Petit Grain Orange, Zitrone, Magnolienblüte*, Lavendel und 1 Tr. Melisse 100 % (evtl. Melisse 30 %).
    oder diese Mischung in Jojobaöl als Parfüm

- Bei Heuschnupfen im akuten Anfall hilft schon das Schnuppern des ätherischen Öles von Estragon – dank der entspannenden Inhaltsstoffe (siehe auch Monografie 51).
- Mein Rezept gegen Heuschnupfen: eine Riechflasche mit Estragon, römischer und wilder Kamille, Zypresse und Zeder (zu gleichen Teilen).

Zur Beachtung:
- Photosensibilisierend!
- Estragon ist wegen des Gehaltes an Methylchavicol mit Vorsicht anzuwenden.

Tipp:
- Estragonessig ist eine Spezialität in der Aromaküche.
- Bereits Avicenna beschrieb die Heilkraft von Estragon. In alten Kulturen wurde er als Drachenkraut bezeichnet.

* Das ätherische Öl der Magnolienblüte *(Michelia champaca* L.*,* beheimatet im Himalayagebiet), entsteht durch Wasserdampfdestillation und enthält die blumigen, ausgleichenden Inhaltsstoffe Monoterpenalkohole und Sesquiterpene.

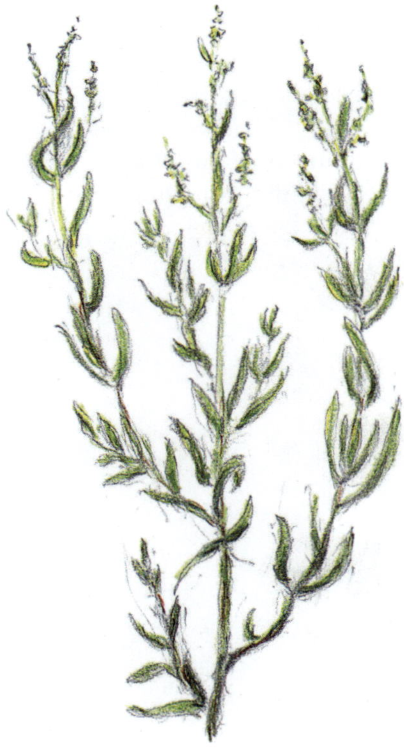

# 9
# Eukalyptus

»Fieberbaum«
*Eucalyptus ssp. globulus* LABILL.

- Pflanzenfamilie:
  Myrtengewächse, *Myrtaceae*

- Zur Unterscheidung
  (Varietäten, Anbaugebiete):
  - *Eucalyptus radiata* DC., Sterneukalyptus (eukalyptusartiger Geruch): Australien
  - *Eucalyptus globulus* LABILL. (kampferartiger Geruch): Portugal
  - *Eucalyptus citriodora* HOOK., Zitroneneukalyptus (zitronenartiger Geruch): Madagaskar

- Pflanzenteile: Blätter, Zweige

- Gewinnungsverfahren:
  Wasserdampfdestillation

- Ertrag: 0,5–1 %

- Duftnote: Kopfnote

- Duftprofil: klar, frisch, krautig

- Wichtige Inhaltsstoffe
  (Eucalyptus radiata):
  - Monoterpene 10 %
  - Monoterpenalkohole bis 20 % (Borneol)
  - Aldehyde 1 %
  - Oxide 50–72 % (1,8-Cineol)

- Wirkungsweise:
  antibakteriell bei Staphylo-, Strepto- und Pneumokokken etc., antiviral, entzündungshemmend, schleimlösend, auswurffördernd, kreislaufstimulierend.

- Indikation:
  Erkältungskrankheiten, Husten, Bronchial- und Atemwegsprobleme, Kraftlosigkeit, Schwäche, Müdigkeit, Erschöpfung.

Anwendung:

- Bei Erkältungen, Husten und Bronchitis als Einreibung: 50 ml Mandelöl mit je 3 Tr. Eucalyptus radiata, Cajeput, Lavendel und evtl. 1 Tr. Douglasfichte; oder zur Inhalation: 1–2 Tr. von dieser Mischung der ätherischen Öle (ohne Mandelöl).
- Gegen Husten je 1 Tr. Eucalyptus radiata und Zitrone in Honig oder Brot einnehmen (für kurze Zeit 2–3 × täglich).
- Bei Harnstau nach einer Operation: lauwarmer Umschlag mit je 2 Tr. Eucalyptus radiata und Niauli.

Zur Beachtung:

- Von den weit über 1000 Eukalyptusarten werden ca. 20 verschiedene ätherische Öle destilliert; sie habenunterschiedliche Inhaltsstoffe und Wirkungsbereiche.
- Eucalyptus globulus enthält bis zu 2 % Monoterpenketone: Bei Kindern vorsichtig verwenden!
- Eucalyptus citriodora enthält 65–75 % Aldehyde: In niedriger Dosierung ist die Wirkung ausgleichend, in höherer anregend!

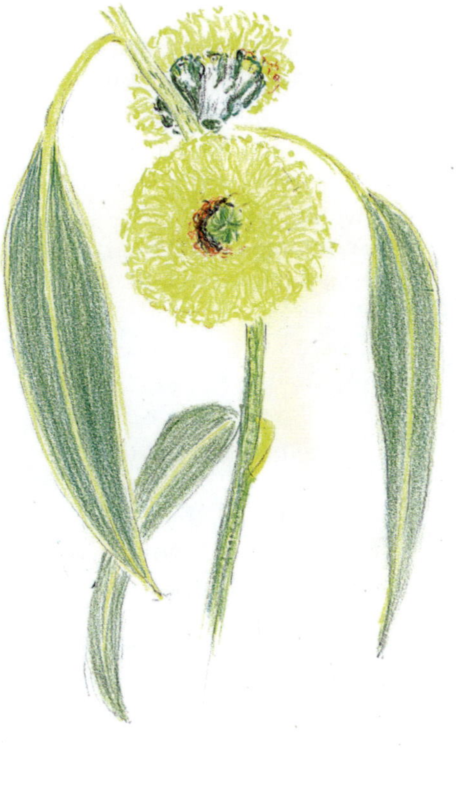

# 10
# Fenchel süß

*Foeniculum vulgare var. dulce* MILL.

- Pflanzenfamilie:
  Doldenblütler,
  *Apiaceae/Umbelliferae*

- Zur Unterscheidung (Varietät):
  - Fenchel bitter, *Foeniculum vulgare* MILL. (ist von den Inhaltsstoffen her sehr problematisch: toxisch, enthält bis 1,8 % cis-Anethol, Ether)

- Wichtigste Anbaugebiete:
  Italien, Frankreich, Kroatien

- Pflanzenteile: Samen

- Gewinnungsverfahren:
  Wasserdampfdestillation

- Ertrag: 2 %

- Duftnote: Kopf-Herz-Note

- Duftprofil: anisartig, süß

- Wichtige Inhaltsstoffe:
  - Monoterpene 15–30 % (α- Pinen)
  - Monoterpenalkohole 3,5 % (Fenchol)
  - Ether 55–70 % (trans-Anethol u. 0,5 % cis-Anethol)
  - Aldehyde bis 10 %
  - Oxide bis 5 %
  - Monoterpenketone bis 10 % (davon 3,2 % Fenchon)

- Wirkungsweise:
  antiseptisch, antibakteriell, krampflösend, blähungshemmend, verdauungsfördernd, entspannend, ausgleichend, das neurovegetative Nervensystem harmonisierend, angstlösend, östrogenartige Wirkung (trans-Anethol), entspannend bei einer Geburt, die Milchproduktion anregend (Buchtipp: Ingeborg Stadelmann: *»Die Hebammen-Sprechstunde«*).

- Indikation:
  Bauchkrämpfe, Koliken, Verdauungsbeschwerden, Schluckauf, Störungen der Leber- und Gallenfunktion, Ernährungsstörungen bei Säuglingen, Dyspepsie, prämenstruelles Syndrom.

- Anwendung:
  - Bei Bauchkrämpfen der Säuglinge (Dyspepsie): 1 Teelöffel fettes Öl mit 1 Tr. Kreuzkümmel* im Uhrzeigersinn um den Nabel sanft einreiben (wirkt verdauungsfördernd, entspannend).
  - »Vierwindeöl« für Säuglinge als Massage: 50 ml fettes Öl mit je 1 Tr. Fenchel süß, Anissamen**, Koriander, Kreuzkümmel*.

- Für Wöchnerinnen bei Darmträgheit kann diese Mischung 5- bis 8-mal höher dosiert werden.
- Bei Erwachsenen mit hartnäckiger Darmträgheit (Verstopfung) Baucheinreibung im Uhrzeigersinn: 50 ml Schwarzkümmelöl mit je 8 Tr. Fenchel süß, Anissamen**, Koriander, Kreuzkümmel*.

Zur Beachtung:

- Da Fenchelöl Monoterpenketone enthält, ist eine vorsichtige Dosierung angezeigt.
- Nicht bei östrogenabhängigen Cancerosen und nach Mastopathien anwenden, sowie bei Disposition zu Epilepsie.
- Fenchel süß extra, das von den Pflanzen und Samen des Fenchels destilliert wird, enthält weniger Monoterpenketone.

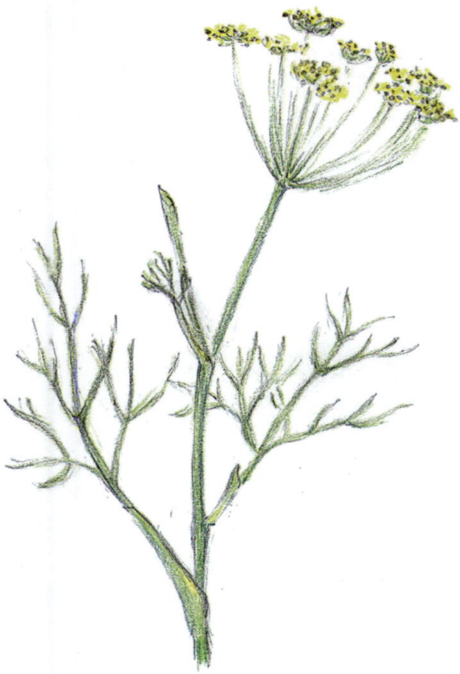

* Kreuzkümmel *(Cuminum cyminum L.)* ist ein Doldengewächs. Das ätherische Öl wird durch Wasserdampfdestillation der Samen gewonnen und enthält Monoterpene, Aldehyde und Cumarine – mit entspannender Wirkung.

** Das ätherische Öl von Anissamen *(Pimpinella anisum L.)* wird durch Wasserdampfdestillation gewonnen. Durch seinen hohen Anteil an Ether (trans-Anethol) wirkt es beruhigend bei Husten, Bronchialproblemen, Blähungen und Magen-Darm-Problemen.

# 11
# Fichtennadel

»Sibirische Fichte«
*Pinus palustris* L.

- Pflanzenfamilie: Kieferngewächse, *Pinaceae*

- Wichtigste Anbaugebiete: Nordeuropa, Sibirien

- Zur Unterscheidung (Varietäten, Anbaugebiete):
  - Fichte schwarz, *Pinus nigra* ARNOLD: Kanada
  - Waldkiefer, *Pinus silvestris* L.: Frankreich
  - Latschenkiefer, *Pinus mugo ssp. mugo* TURRA: Österreich
  - Zirbelkiefer, Arve, *Pinus cembra* L.: Österreich

- Pflanzenteile: Zweige

- Gewinnungsverfahren: Wasserdampfdestillation

- Ertrag: 0,5–1 %

- Duftnote: Kopf-Herz-Note

- Duftprofil: würzig, frisch, waldig

- Wichtige Inhaltsstoffe:
  - Monoterpene 40–55 % (α- und β-Pinene)
  - Ester 30–45 %
  - Diterpene Spuren

- Wirkungsweise: antiseptisch, entzündungshemmend, stark entspannend, krampflösend, erwärmend, immunstimulierend, lässt leichter durchatmen, bringt ins Gleichgewicht, stimmungsausgleichend, hormonartige Wirkung.

- Indikation: Infektionen der Atemwege, Bronchitis, Asthma, Darmentzündungen (Colitis), Unruhe, Stress.

Anwendung:
- Duftlampe und Raumspray zum Harmonisieren der Raumatmosphäre.
- Entspannende Bauchmassage: 100 ml Sesamöl mit 7 Tr. Lavendel, je 2 Tr. Fichtennadel, Fenchel, Kamille römisch und 1 Tr. Rose 100%.
- Bei Stuhl- und Urininkontinenz (Geruchsbelästigung): Auf die Unterseite der Einlage je 1 Tr. Zitrone und Fichtennadel oder Zirbelkiefer geben.

Tipp:
- Mit den frischen Trieben der Fichte kann man einen Hustensirup herstellen: Lagenweise die Triebe und Rohrzucker in ein weißes Glas einfüllen und an die Sonne stellen, bis sich der Zucker verflüssigt hat; absieben, in dunkle Flaschen füllen und kühl stellen.

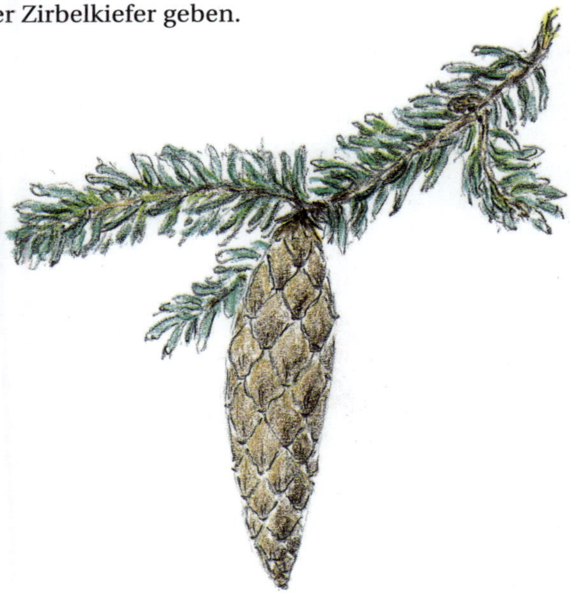

# 12
# Fichte schwarz

*Pinus nigra* ARNOLD

- Pflanzenfamilie:
  Kieferngewächse, *Pinaceae*

- Wichtigste Anbaugebiete:
  Kanada, Asien, Sibirien

- Zur Unterscheidung (Varietäten, Anbaugebiete):
  - Fichtennadel, sibirische Fichte, *Pinus palustris* L.: Nordeuropa, Sibirien
  - Waldkiefer, *Pinus silvestris* L: Frankreich
  - Latschenkiefer, *Pinus mugo ssp. mugo* TURRA: Österreich
  - Zirbelkiefer, Arve, *Pinus cembra* L.: Österreich

- Pflanzenteile: Zweige

- Gewinnungsverfahren:
  Wasserdampfdestillation

- Ertrag: 0,5–1%

- Duftnote: Kopf-Herz-Note

- Duftprofil: sehr herb, frisch, waldig

- Wichtige Inhaltsstoffe:
  - Monoterpene 55–60% (α- und β-Pinene)
  - Monoterpenalkohole 3,5%
  - Sesquiterpenalkohole Spuren
  - Ester ca. 30%

- Wirkungsweise:
  antiseptisch, entzündungshemmend, krampflösend, regenerierend, allgemein stärkend, immunstimulierend, klärend, hormonartige Wirkung, Stimulans bei allgemeiner Schwäche und Müdigkeit: Regt die Adrenalinproduktion an, stärkt das Immunsystem.

- Indikation:
  Infektionen der Atemwege, Bronchitis, rheumatische Schmerzen, vorbeugend gegen Grippe.

Anwendung:

- Rezept »Hormon-like«: Einreibung für untere Rückenpartie und Leistengegend: 50 ml Oliven- oder Sesamöl mit je 5 Tr. Ledum, Lavendel extra und Fichte schwarz. Vorsicht: Diese Mischung kann evtl. den Blutdruck erhöhen!

Tipp:

- Weise, heilkundige Frauen bereiteten aus dem Harz der Fichte eine »Zugsalbe« gegen Furunkel und Abszesse.
- Die Indianer kochten die Nadeln aus und verwendeten diese Zubereitung als Antiseptikum bei Atemwegsbeschwerden, Husten und als harntreibendes Mittel.

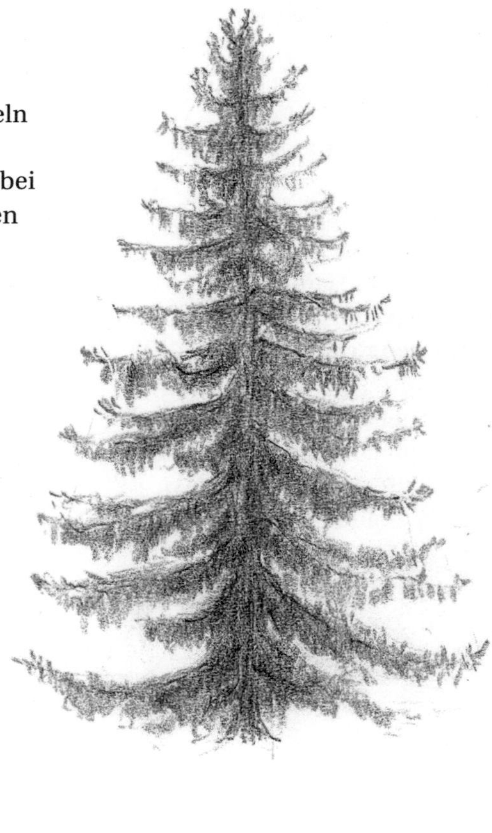

# 13
# Geranie

»Rosengeranie«
*Pelargonium graveolens* HERIT.

- Pflanzenfamilie:
  Storchenschnabelgewächse,
  *Geraniaceae*

- Wichtigste Anbaugebiete:
  Ägypten, Marokko, Insel Réunion, Madagaskar, China

- Pflanzenteile: Blätter

- Gewinnungsverfahren:
  Wasserdampfdestillation

- Ertrag: 0,1–0,3 %

- Duftnote: Herznote

- Duftprofil: blumig, rosig

- Wichtige Inhaltsstoffe:
  - Monoterpene 1–2 %
  - Monoterpenalkohole 50–60 % (Geraniol)
  - Sesquiterpene 5–7%
  - Sesquiterpenalkohole 1%
  - Ester 20–25 %
  - Aldehyde Spuren
  - Oxide 3–5 %
  - Monoterpenketone/Sesquiterpenketone 6 %

- Wirkungsweise:
  leicht antibakteriell, antiviral, antimykotisch, entzündungshemmend, wundheilend, schmerzlindernd, entkrampfend, harmonisierend, hormonell ausgleichend, den Lymphfluss stimulierend, hautpflegend, leicht aphrodisierend, vertreibt Ungeziefer und Läuse und wirkt ausgleichend bei Ozonbelastungen.

- Indikation:
  Hautentzündungen, Dermatosen, Cellulite, Couperose, Gürtelrose, Herpes simplex, Akne, Nervenschmerzen, Ängstlichkeit und depressive Verstimmungen, Demenz, Schlafstörungen, prämenstruelles Syndrom, Klimakterium.

- Anwendung:
  - Bei Verbrennungen (Rötung, Schwellung, Schmerz): 50 ml Wildrosenöl mit 7 Tr. Lavendel und je 2 Tr. Rosengeranie, Neroli und Narde*; oder 50 ml Wildrosenöl mit 7 Tr. Lavendel, 3 Tr. Neroli und je 1 Tr. Cistrose und Immortelle.
  - Schlafmischung in Duftlampe oder auf Aromastone: je 2 Tr. Lavendel fein, Rosengeranie, Majoran und 1 Tr. Zeder.

- Bei Lymphstauungen nach einer Brustamputation als sanfte Einreibung: 100 ml Johanniskrautöl, 10 Tr. Lavendel fein, je 1 Tr. Rose 100 % und Rosengeranie.
- Das ätherische Öl von Rosengeranie wird bei Wöchnerinnen zur Gebärmutterrückbildung gebraucht.

- Hinweis:
- In den USA läuft eine Studie zur Krebsbekämpfung mit dem ätherischen Öl von Geranie.

* Das ätherische Öl Narde *(Nardostachys jatamansi* DC.*)* gewinnt man durch Destillation der Wurzel eines in Nepal beheimateten Baldriangewächses. Mit seinem hohem Sesquiterpengehalt wirkt es ausgleichend und heilend.

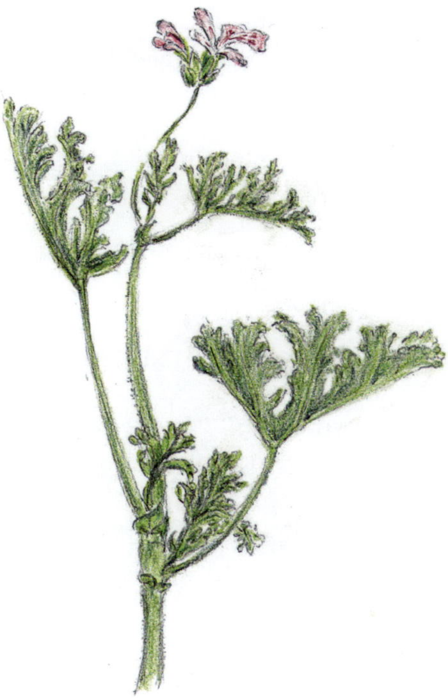

# 14
# Grapefruit

*Citrus paradisi* MACF.
Kreuzung von Pampelmuse und Orange

- Pflanzenfamilie:
  Rautengewächse, *Rutaceae*

- Zur Unterscheidung:
  - Urform: Pampelmuse,
    *Citrus grandis* OSBECK
  - Varietät: Grapefruit pink,
    *Citrus decumana* L.

- Spezialität: Grapefruit komplett mit einem sehr feinen Duft (ätherisches Öl aus Kaltpressung der Schale und nachfolgender Destillation des Saftes)

- Wichtigste Anbaugebiete:
  Italien, Israel, USA

- Pflanzenteile: Schalen

- Gewinnungsverfahren:
  Kaltpressung

- Ertrag: 0,4–0,8 %

- Duftnote: Kopfnote

- Duftprofil: frisch, spritzig, fruchtig; Pampelmuse etwas feiner

- Wichtige Inhaltsstoffe:
  - Monoterpene 86–98 % (Limonen)
  - Aldehyde Spuren
  - Furocumarine Spuren
  - Sesquiterpenketone Spuren

- Wirkungsweise:
  antiseptisch, erfrischend, belebend, aufhellend, aufrichtend, antidepressiv, appetitanregend, adstringierend.

- Indikation:
  Konzentrationsschwäche, Nervosität, Mattigkeit, Appetitlosigkeit, Krampfadern, Cellulite.

- Anwendung:
  - Bei Krampfadern Beine leicht einreiben: 100 ml Calendulaöl mit ca. 20 Tr. einer Mischung nach Wahl von Grapefruit, Lavendel, Immortelle, Lemongrass, Myrte marokk., Wacholderbeere, Zypresse.

- Bei akuten Krampfaderbeschwerden: Auflage mit Demeter-Quark und je 1 Tr. Schafgarbe, Immortelle, Zypresse.
- Stimulierend bei Appetitlosigkeit und Anorexia nervosa: ätherisches Öl von Grapefruit als Riechflasche.
- In der Duftlampe ergibt folgende Mischung einen aufrichtenden, schönen Duft: Grapefruit, Bergamotte und Orange oder Zitrone.

Zur Beachtung:
- Phototoxischer Effekt!

Hinweis:
- Sehr positive Ergebnisse zeigten sich in der Psychiatrischen Klinik von Paolo Rovesti. Er legte den Grundstein zur heutigen Psychoaromaforschung (P. Rovesti / S. Fischer-Rizzi (Hrsg.): *»Auf der Suche nach den verlorenen Düften«*).

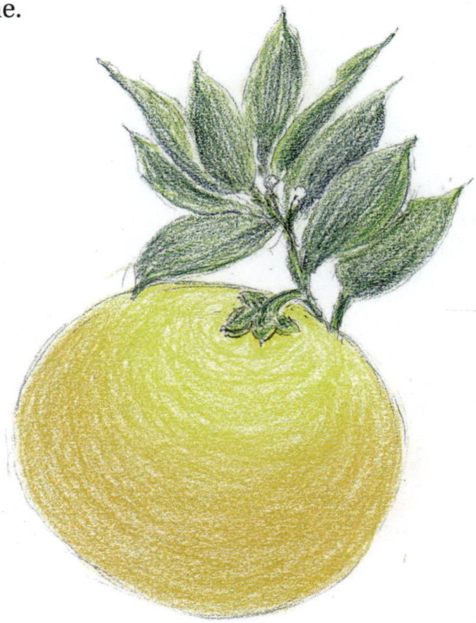

# 15
# Immortelle

»Strohblume«

*Helichrysum italicum* DON.

- Pflanzenfamilie:
  Korbblütler, *Asteraceae*

- Wichtigste Anbaugebiete:
  Frankreich, Korsika, Italien, Kroatien

- Pflanzenteile: blühendes Kraut

- Gewinnungsverfahren:
  Wasserdampfdestillation

- Ertrag: 1,3 %

- Duftnote: Herz-Basis-Note

- Duftprofil: eher herb, süß, honigartig, schwer

- Wichtige Inhaltsstoffe:
  - Monoterpene 5–15 % (α- und β-Pinene)
  - Monoterpenalkohole 5–10 %
  - Sesquiterpene 10–15 %
  - Diterpene Spuren
  - Ester 40–50 %
  - Oxide 1,1 % (1,8-Cineol)
  - Sesquiterpenketone/Diketone 7–12 %

- Wirkungsweise:
  leicht antiseptisch, krampflösend, auswurffördernd, durchblutungsfördernd, blutgerinnungshemmend, den Lymphfluss anregend.

- Indikation:
  Erkältungskrankheiten, Bronchitis, Husten, Keuchhusten, Asthma, Herz-Kreislauf-Probleme, Angina pectoris, Arthritis, Polyarthritis, Venenprobleme, Venenentzündung, Couperose, Dermatosen, Psoriasis, Neurodermitis, Narben, Hämatome, Quetschungen.

- Anwendung:
  - Für Asthmatiker leichte Einreibung auf Brustkorb und Solarplexus: 50 ml Mandelöl mit je 5 Tr. Lavendel, Neroli und 2 Tr. Immortelle.
  - Ein Riechfläschchen mit dem ätherischen Öl von Immortelle lässt leichter durchatmen.
  - Bei Hämatomen: Quarkumschläge mit je 2 Tr. Lavendel, Pfefferminze und 1 Tr. Cistrose, Immortelle; oder Auflage: 50 ml Aloe-Vera-Öl mit je 5 Tr. Lavendel, Niauli und je 1 Tr. Cistrose, Neroli, Immortelle.

- Couperose: abtupfen mit Rosen- oder Rosmarinhydrolat nachher folgende Mischung leicht auftragen 50 ml Wildrosenöl mit je 2 Tr. Rosengeranie, Lavendel fein und je 1 Tr. Neroli, Immortelle, Zypresse, Rose 100%.

- Altbewährtes Rezept für Heilsalbe bei Psoriasis und Dermatosen (Herstellung siehe Kapitel »Cremen – Salben – Balsame«): je 50 ml Jojoba-, Mandel- und Calendulaöl, 30 g Bienenwachs mit je 6 Tr. Lavendel, Narde, Neroli, je 3 Tr. Zitrone, röm. Kamille, Cistrose und Immortelle (ca. 1%ige Mischung).

Zur Beachtung:

- Da es sich um ein »starkes« Öl handelt, ist feinste Dosierung angezeigt!
- Gutes Meditationsöl.
- In Kroatien wird auch eine Immortelle angebaut und destilliert, die etwas herber riecht. Sie hat nur 5–8 % Ester und 40–55 % Monoterpene im Gegensatz zu den in Frankreich, Italien und Korsika wachsenden Pflanzen.

Hinweis:

- Immortelle ist auch als Currykraut bekannt.

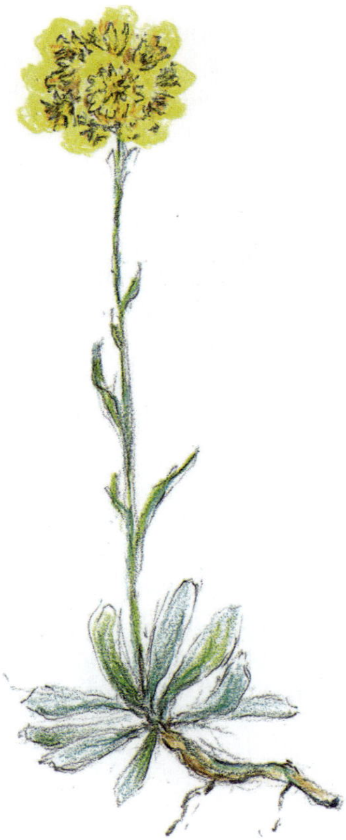

# 16
# Iris

*Iris germanica var. florentina* L. / *Iris pallida* LAM.

- Pflanzenfamilie:
  Schwertliliengewächse, *Iridaceae*

- Wichtigste Anbaugebiete:
  Italien, Marokko, Südfrankreich, Russland

- Pflanzenteile: Wurzeln

- Gewinnungsverfahren:
  Wasserdampfdestillation.
  - Die Iriswurzel wird getrocknet, geschält, 3 Jahre sorgfältig gelagert, fermentiert, gemahlen und destilliert. Die Irisdestillation ist eine große Kunst und geschieht in mehreren Arbeitsgängen; diese anspruchsvolle Gewinnung rechtfertigt den sehr hohen Preis.
    Die Destillation wird im Artikel »Concrètes aus Grasse« *(»Forum Essenzia«*, Heft 13/1998) beschrieben.

- Ertrag: maximal 0,1%

- Duftnote: Kopf-Herz-Basis-Note

- Duftprofil: veilchenartig, fein, blumig, strahlend

- Wichtige Inhaltsstoffe:
  - Monoterpene Spuren
  - Monoterpenalkohole Spuren
  - Ester 8%
  - Sesquiterpenketone 75%

- Wirkungsweise:
  ausgleichend, beruhigend, psychisch stabilisierend, sehr hautpflegend.

- Indikation:
  Chronische und asthmatische Bronchitis, zur Hautpflege, zur Sterbebegleitung, Trauer.

- Anwendung:
  - In der Duftlampe: Iris 1% zusammen mit andern Blütendüften eignet sich als beruhigende, harmonisierende Duftmischung.
  - Für die Sterbebegleitung in die Duftlampe je 1 Tr. Benzoe Siam, Rose 100% und 2 Tr. Iris 1% oder leichte Hand- und Armmassage mit 20 ml Jojobaöl mit 2 Tr. Benzoe Siam, 3 Tr. Iris 1%, 1 Tr. Rose 100% (Rezept U. Ahlswe-Ehlers).

Zwei Parfümmischungen (siehe auch Kapitel »Die Anwendung von ätherischen Ölen: Parfüm«):

- »Regenbogen«: Mischung aus 6 Tr. Iris 1 %, 5 Tr. Bergamotte, 4 Tr. Lavendel extra und je 1 Tr. Sandelholz, Limette und Rose bulg. 100 %, die Mischung in 8 ml Jojobaöl geben und reifen lassen.
- »Blütenzauber«: Mischung aus je 1 Tr. türk., marokk. und bulg. Rose 100 %, Orangenblüte, Benzoe, 1 Stab Styrax*, 20 Tr. Iris 1 % oder 1 Tr. Iris 100 %; die Mischung in 8 ml Jojobaöl geben und reifen lassen.

Zur Beachtung:

- »Starkes« Öl, Meditationsöl.

Tipp:

- Die »Veilchenwurzel«, die man zahnenden Säuglingen gibt, ist eine Iriswurzel! Wenn sie auf die Wurzel beißen, bildet sich zusammen mit dem Speichel ein Schleim mit kühlenden, beruhigenden und abschwellenden Eigenschaften.

* Das ätherische Öl Styrax (vom Baum des *Liquidamber orientalis* MILL.) wird durch Wasserdampfdestillation des Balsams gewonnen und hat einen würzigen, harzigen Duft.

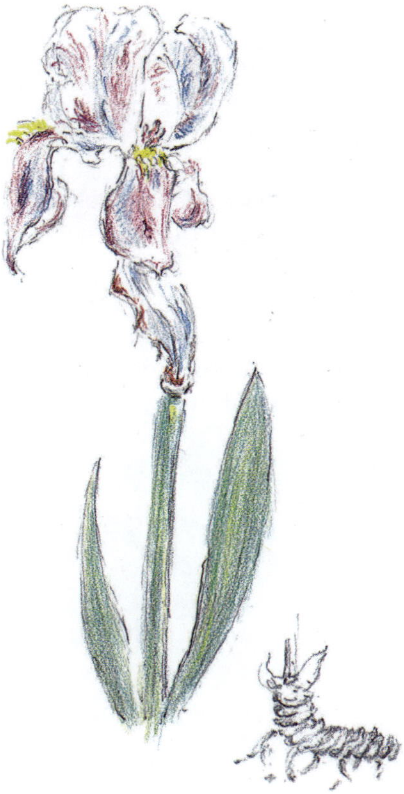

# 17
# Jasmin

*Jasminum grandiflorum officinalis* L.

- Pflanzenfamilie:
  Ölbaumgewächse, *Oleaceae*

- Wichtigste Anbaugebiete:
  Marokko, Ägypten

- Zur Unterscheidung
  (Spezies, Anbaugebiet):
  - *Jasmin sambac* L.: Indien

- Pflanzenteile: Blüten

- Gewinnungsverfahren:
  Hexanextraktion

- Ertrag: 0,07–0,1 %
  (1000–1500 kg Blüten ergeben
  1 kg ätherisches Öl)

- Duftnote: Herznote

- Duftprofil: blumig, sehr süß;
  in hoher Verdünnung wohlriechend

- Wichtige Inhaltsstoffe:
  - Monoterpenalkohole 10 %
  - Diterpenalkohole bis 35 %
  - Phenole Spuren
  - Ester bis 65 %
  - Monoterpenketone 3 % (cis-Jasmon)

- Wirkungsweise:
  krampflösend, entspannend, hautpflegend, erwärmend, antidepressiv, hormonregulierend, wehenfördernd, Aphrodisiakum.

- Indikation:
  Angstzustände, Stress, depressive Verstimmungen, Tinitus, sexuelle Probleme.

- Anwendung:
  - Fußbad nach einem strengen Arbeitstag mit Lavendel, Rosenholz, Orange, Zeder und wenig Jasmin sambac.; anschließend die Beine mit Inophyllum calophyllum leicht einreiben.

- Exklusive Parfümmischung: Je 4 Tr. Jasmin ägypt., Bergamotte und Grapefruit, je 2 Tr. türk. Rose 100 %, Lavendel, Rosenholz, Sandelholz, Vetiver, Rhododendron* und 1 Stab Cistrose; in 8 ml Jojobaöl geben und reifen lassen.
- Als Geburtsöl ist Jasmin nur unter fachlicher Aufsicht anzuwenden.

Zur Beachtung:

- Jasmin ist ein »starkes« Öl!
- Die Inhaltsstoffe erklären die hormonregulierende Wirkung.
- Wegen des sehr intensiven Geruches sollte Jasmin immer niedrig dosiert werden; es kann sonst zu Kopfschmerzen kommen.
- Nur rückstandsgeprüfte Qualität verwenden!

* Das ätherische Öl Rhododendron *(Rhododendron anthopogon* MAXIM. aus Nepal) wird durch Wasserdampfdestillation der Blätter gewonnen. Leitsubstanz sind die Ester mit ausgleichendem, klärendem Duft. Rhododendron ist auch sehr beliebt für Räucherungen.

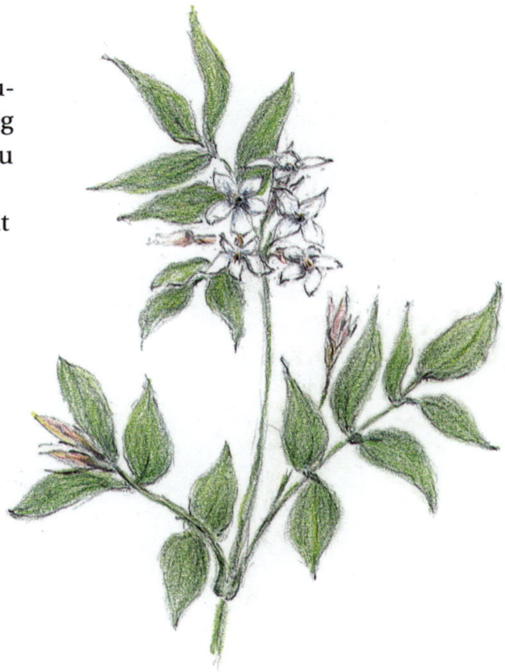

# 18
# Kamille blau

»Echte Kamille«, »Deutsche Kamille«
*Matricaria chamomilla* L. / *Chamomilla recutita* R.

- Pflanzenfamilie:
  Korbblütler, *Asteraceae*

- Zur Unterscheidung
  (Varietät / andere Pflanzenart):
  - Kamille römisch, *Chamaemelum nobile* ALL. / *Anthemis nobilis* L.
  - Kamille wild, *Chamaemelum ormensis* L.

- Wichtigste Anbaugebiete:
  Italien, Ägypten

- Pflanzenteile: blühendes Kraut

- Gewinnungsverfahren:
  Wasserdampfdestillation

- Ertrag: 0,5 %

- Duftnote: Herznote

- Duftprofil: warm, krautig, »blau«

- Wichtige Inhaltsstoffe:
  - Monoterpene 4 %
  - Sesquiterpene 40–50 % (davon ca. 9 % Chamazulen*)
  - Sesquiterpenalkohole 8 %
  - Oxide 20–43 % je nach klimatischen Verhältnissen bei der Ernte
  - Cumarine 1 %
  - Monoterpenketone 1 %

- Wirkungsweise:
  antiseptisch, antiallergisch, schmerzlindernd, krampflösend, entzündungshemmend, wundheilend, zellregenerierend, hautpflegend, harmonisierend, hormonartige Wirkung.

- Indikation:
  Verdauungsbeschwerden, Blasenentzündung, Nervenentzündungen, Nervenschmerzen, Rheuma, Heuschnupfen, Hautprobleme, Ekzeme, Stress, Energieblockaden, Schlafstörungen, für Menschen, denen »alles auf den Magen geht«.

Anwendung:

- Mischungen mit blauer, römischer, und wilder Kamille ergeben eine günstige synergistische Wirkung, z. B. bei Heuschnupfen.
- »Guten-Morgen-Bad«: Mischung von 1 kg Meersalz mit je 10 Tr. Kamille blau, Lavendel, Rose 100 % und 3 Tr. Neroli und 2 Tr. Benzoe; davon gibt man 2–3 Esslöffel ins Badewasser.
- Hautpflegendes Öl: 50 ml Aloe-Vera-Öl oder Mandelöl mit 2 Tr. blauer Kamille, 1 Tr. röm. Kamille und 3 Tr. Lavendel (wirkt auf körperlicher und seelischer Ebene).

Zur Beachtung:

- Das ätherische Öl der Schafgarbe *(Achillea millefolium* L.*)* und des Rainfarns *(Tanacetum vulgare* L.*)* haben ähnliche Wirkungen, jedoch einen hohen Anteil an Monoterpenketonen.

* Chamazulen gibt dem Öl die blaue Farbe, entsteht während der Destillation und hat die entzündungshemmende, wundheilende Wirkung.

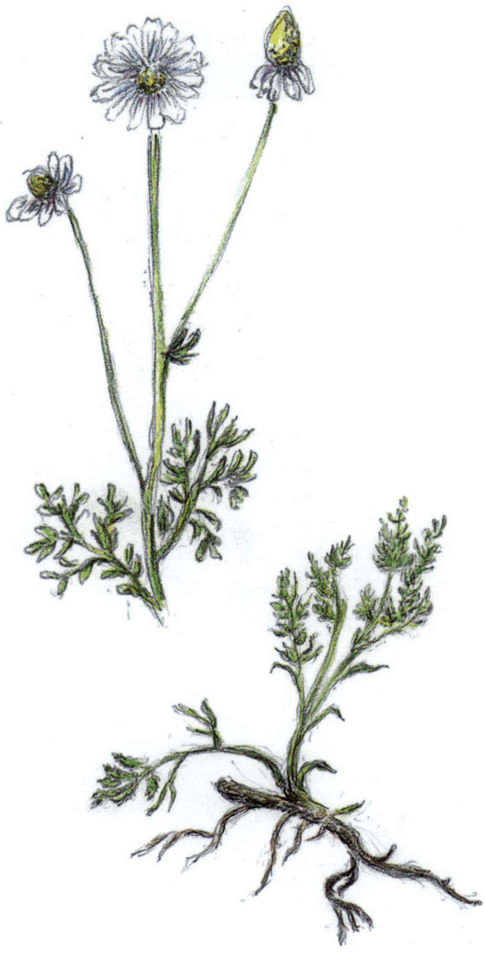

# 19
# Kamille römisch

*Chamaemelum nobile* ALL. / *Anthemis nobilis* L.

- Pflanzenfamilie:
  Korbblütler, *Asteraceae*

- Zur Unterscheidung
  (Varietät / andere Pflanzenart):
  - blaue, echte oder deutsche Kamille, *Matricaria chamomilla* L. / *Chamomilla recutita* R.
  - Kamille wild, *Chamaemelum ormensis* L.

- Wichtigste Anbaugebiete:
  Italien, Ägypten, Marokko

- Pflanzenteile: blühendes Kraut

- Gewinnungsverfahren:
  Wasserdampfdestillation

- Ertrag: 0,6–1 %

- Duftnote: Kopf-Herz-Note

- Duftprofil: leicht, frisch, süßlich

- Wichtige Inhaltsstoffe:
  - Monoterpene 4 % ($\alpha$- und $\beta$-Pinene)
  - Monoterpenalkohole 5–6 %
  - Sesquiterpenalkohole Spuren
  - Ester 75–80 %
  - Lactone Spuren
  - Monoterpenketone 5–10 %

- Wirkungsweise:
  antiallergisch, schmerzstillend, krampflösend, blutdruckausgleichend, besänftigend, harmonisierend.

- Indikation:
  Magen-Darm-Beschwerden, Ulcerosen, Morbus Crohn, Menstruationsbeschwerden, Herz-Kreislauf-Probleme, Asthma, Heuschnupfen, Keuchhusten, Kopfschmerzen, Angstzustände, seelische Unausgeglichenheit, Schock, Stress, Hyperaktivität bei Kindern.

Anwendung:

- Bei Morbus Crohn Massage (abends 5 Minuten): 50 ml Weizenkeimöl mit je 30 Tr. röm. Kamille und Eisenkraut 100 % (Dr. med. P. O. Tauxe, Lausanne / Schweiz).
- Bei einer Nierenkolik Nierengegend und Bauch leicht einreiben: 10 ml Johanniskrautöl mit je 3 Tr. Lavendel extra und röm. Kamille.
- Bei Angstzuständen vor einer Operation: ½ Tr. röm. Kamille oder 1–2 Tr. Lavendel fein auf ein Taschentuch geben und daran schnuppern.
- Für Säuglinge und Kleinkinder, die nicht einschlafen können, kann man eine Wasserschale unter das Bett stellen mit nur 1 Tr. röm. Kamille (das ätherische Öl kann sich so bestens entfalten).
- Für zahnende Säuglinge: Wange und Zahnfleisch mit der Ölmischung aus 10 ml Mandelöl und 2–3 Tr. Kamille röm. leicht einmassieren.

Zur Beachtung:

- Man sollte immer eine niedrige Dosierung wählen – wegen des intensiven Duftes.
- Lactone wirken gegen freie Radikale (siehe Kapitel »Pflanzenöle«). Es wurde jedoch nachgewiesen, dass sie allergen wirken können. Darum das ätherische Öl nie pur auf die Haut geben!

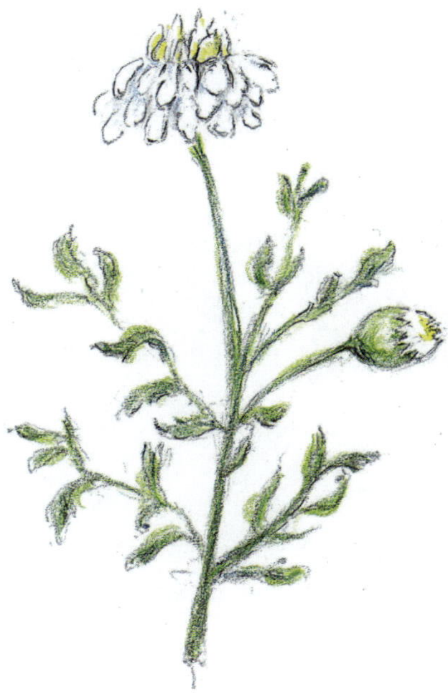

# 20
# Lavandin

*Lavandula hybrida* BRIQ.

- Pflanzenfamilie:
  Lippenblütler, *Lamiaceae*

• Ursprünglich eine natürliche Kreuzung von echtem Lavendel *(Lavandula angustifolia* MILL.*)* und Speiklavendel *(Lavandula latifolia* VILL.*)*; kann nur durch Stecklinge vermehrt werden.

• Lavandin Super: am ähnlichsten dem Lavendel
• Lavandin Abrialis: am nächsten dem Speiklavendel – mit dem größten Kampfergehalt
• Lavandin Grosso: größte Ausbeute; für Parfümerie und Seifenherstellung

- Wichtigste Anbaugebiete:
  Südfrankreich, Italien

- Pflanzenteile: blühende Rispen

- Gewinnungsverfahren:
  Wasserdampfdestillation

- Ertrag: 3–5 %

- Duftnote: Herznote

- Duftprofil: frisch, krautig, blumig

- Wichtige Inhaltsstoffe:
  • Monoterpene 5–10 %
  • Monoterpenalkohole 22–40 % (davon 1,5–3,5 % Borneol)
  • Sesquiterpene 1,3 %
  • Ester 20–40 %
  • Oxide 6–11 %
  • Monoterpenketone 6–18 % (Kampfer)

  Lavandinöl enthält ca. 120 verschiedene Inhaltsstoffe.

- Wirkungsweise:
  antiseptisch, antibakteriell, besonders gegen Staphylococcus aureus, antimykotisch, krampflösend, schmerzstillend, durchblutungsfördernd, leicht blutgerinnungshemmend, wundheilend, Narben pflegend, zellregenerierend, vertreibt Ungeziefer und Motten.

Indikation:
Schmerzen, rheumatische Beschwerden, Arthrosen und Arthritis, Neuralgien und Ischias: Lavandin Abrialis;
infektiöse Hautkrankheiten, Juckreiz, Pruritis, Nervosität, Ängste, Tachykardien: Lavandin Super.
Die beiden genannten Varietäten bringen die größte Erleichterung für die jeweiligen Beschwerden.

Anwendung:

- Anregende Einreibung »Mut und Kraft« für Rücken und Leistengegend (nur morgens):
  30 ml Macadamianuss- oder Jojoba- oder Johanniskrautöl mit je 15 Tr. Lavandin, Ravensara aromatica, 2 Tr. ätherischem Öl von Johanniskraut* und 1 Tr. Lorbeer.
- Harmonische, anregende Duftmischung: Lavandin, Bergamotte, Orange, Zitrone und Fichtennadel oder Zeder.
- Als Raumbeduftung hat Lavandin eine stark keimtötende Wirkung und ist ein anregender Tagesduft!

Tipp:

- Zur Desinfektion einige Tropfen ins Putzwasser geben – besonders ideal für Krankenhäuser (Asepsis – Prinzip der Keimfreiheit).

* Das ätherische Öl des Johanniskrautes *(Hypericum perforatum L.)* wirkt im Gegensatz zum Johanniskrautöl (einem Mazerat) nicht phototoxisch. Mit seinem ausgleichenden Inhaltsstoff Sequiterpen wirkt es auch immunstimulierend.

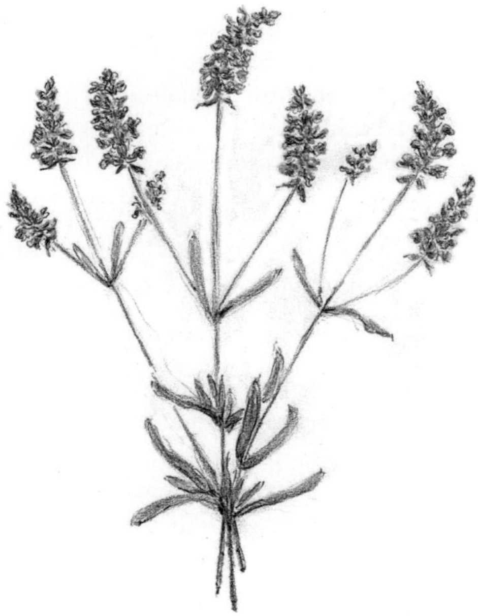

# 21
# Lavendel

»Echter Lavendel«
*Lavandula angustifolia officinalis* MILL. (schmalblätteriger Lavendel)

- Pflanzenfamilie:
  Lippenblütler, *Lamiaceae*

  - »Lavendel fein« aus Kultivierung hat über 160 verschiedene Inhaltsstoffe; »Lavendel extra« aus Wildsammlung bis zu 200.

- Zur Unterscheidung (andere Pflanzenarten):
  - Speiklavendel, *Lavandula latifolia* VILL. / *Lavandula spica* L. (breitblätteriger Lavendel)
  - Schopflavendel, *Lavandula stoechas* L.
  - Lavandin, *Lavandula hybrida* BRIQ.

- Wichtigste Anbaugebiete: Frankreich (Provence), Italien (Piemont), Spanien, Bulgarien, England, China

- Pflanzenteile: blühende Rispen

- Gewinnungsverfahren:
  Wasserdampfdestillation.
  - Für die Aromatherapie wird das Pflanzenmaterial in angetrocknetem Zustand destilliert; für die Parfümerie dagegen frisch nach der Ernte (Qualitätsbezeichnung: Ensilée).

- Ertrag: 0,5–1%

- Duftnote: Herznote

- Duftprofil: blumig, frisch, kühl; aus Wildsammlung eher etwas herber

- Wichtige Inhaltsstoffe:
  - Monoterpene 7–13%
  - Monoterpenalkohole 25–40%
  - Sesquiterpene bis 5%
  - Ester 25–55% (Leitsubstanz)
  - Oxide 0,5–1%
  - Cumarine Spuren
  - Monoterpenketone 1%

- Wirkungsweise:
  antiseptisch, antiviral, antimykotisch, antitoxisch, antiallergisch, beruhigend, entspannend, krampflösend, nervenstärkend, herzstärkend, blutdruckausgleichend, leicht blutgerinnungshemmend (Cumarine), wundheilend, zellregenerierend, desodorierend.

- Indikation:
  Wunden, Schürfungen, Verbrennungen, Entzündungen, Kopf-, Hals- und Ohrenschmerzen, Tinitus, Husten, Herzbeschwerden, kardiovaskuläre Probleme, Schlafstörungen, Angst, Erschöpfung, Stress, Akne: Speiklavendel*, Hautallergien, Psoriasis, Couperose, Juckreiz, Pruritis, Varizellen, Blasenbeschwerden, Menstruationsbeschwerden, Insektenstiche.
  - »*Das* Notfallöl!« – Gehört in jede Handtasche.

Anwendung:

- Ohrentropfen: 10 ml Johanniskrautöl mit 2–3 Tr. Lavendel. Niemals ätherische Öle pur in den Gehörgang tropfen!
- Bei Verbrennungen (Bügeleisen, Backofen, heißes Wasser) sofort puren Lavendel extra oder Speiklavendel* auf die Stelle geben. (Weitere Rezepte s. Monografie 13.)
- Bei Pruritis (Hautjucken) die betroffenen Stellen sanft einreiben: 50 ml Aloe-Vera- oder Macadamianussöl mit je 10 Tr. Lavendel und Lavandin Super.
- Bei Varizellen Bläschen mit Lavendel fein abtupfen
- Bei Sudeck'scher Dystrophie kühle Wickel mit 3 Tr. Lavendel extra.
- Zur Dekubitusprophylaxe mindestens 2 × täglich leicht einmassieren: 50 ml Jojobaöl mit 15 Tr. Lavendel extra.
- Bei asthmatischen Beschwerden als ausgleichende Schlafmischung: je 2 Tr. Speiklavendel* und Narde.
- Die Inhaltsstoffe im ätherischen Öl von Lavendel Monoterpene, Monoterpenalkohole und Ester erklären die Wirkung ähnlich wie Betablocker. Man sollte jedoch bereits verordnete Medikamente nie ohne ärztliche Absprache absetzen.
- In feiner Dosierung wirkt Lavendelöl wie ein Tranquilizer.

Zur Beachtung:

- Schopflavendel kann bei Herz- und Bronchialbeschwerden helfen; mit seinen 60–70 % Monoterpenketonen (Kampfer etc.) ist er jedoch nur als Therapieöl zu verwenden.
- Das genuine ätherische Öl von Lavandula angustifolia wirkt in geringer Dosierung beruhigend und ausgleichend, in höherer Dosierung anregend.
- Das Pharmakopoe-Lavendelöl ist meist aus echtem Lavendel (Lavandula angustifolia) und Speiklavendel (Lavandula latifolia) zusammengemischt, standardisiert.

Hinweis:

- Mit dem Lavendel hat uns die Natur eine ihrer »reichsten Kompositionen« geschenkt!

* Das ätherische Öl Speiklavendel *(Lavandula latifolia* VILL.*/ Lavandula spica* L.*)* enthält ca. 16 % Monoterpenketone.

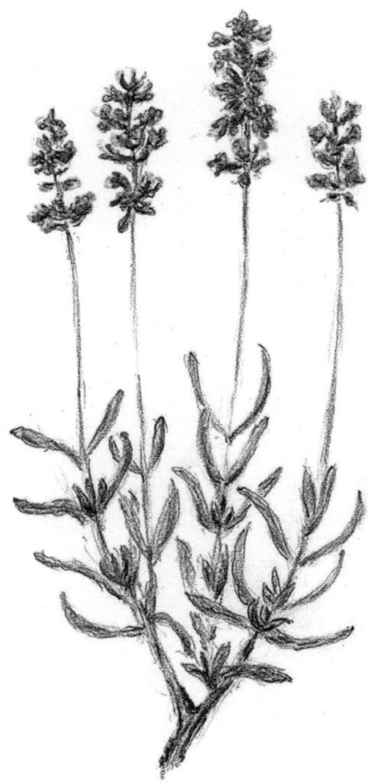

# 22
# Ledum

»Porst«

*Ledum groenlandicum* L.

- Pflanzenfamilie:
  Erikagewächse, *Ericaceae*
- Wichtigste Anbaugebiete: Kanada
- Pflanzenteile: blühendes Kraut
- Gewinnungsverfahren:
  Wasserdampfdestillation
- Ertrag: 1%
- Duftnote: Basis-Herz-Note
- Duftprofil: würzig, herb, erdig, moosig; sehr spezieller Duft
- Wichtige Inhaltsstoffe:
  - Monoterpene 70% (α- und β-Pinene, Limonen)
  - Monoterpenalkohole 1% (Terpineol-4)
  - Sesquiterpene 9%
  - Aldehyde Spuren
  - Ester Spuren
  - Monoterpenketone/Sesquiterpenketone 1%
- Wirkungsweise:
  antiseptisch, antimikrobiell, entzündungshemmend, immunstimulierend, den Lymphfluss und die Ausscheidung anregend, die inneren Organe wie Leber, Niere, Bauchspeicheldrüse entgiftend, nervenberuhigend.
- Indikation:
  *das* Mittel bei Leberinsuffizienz, Reizbarkeit und Müdigkeit, Schilddrüsenprobleme, Nierenreizungen, Prostataprobleme, Hämatome, Prellungen, Insektenstiche, Zeckenstiche, Immunerkrankungen, als begleitende Therapie bei onkologischen Erkrankungen.
- Anwendung:
  - Ledum ist eines der wirksamsten Mittel, um Leber, Nieren und Bauchspeicheldrüse zu entgiften und diese Organe zu regenerieren.
  - Eine Kur im Frühjahr und im Herbst mit dem folgenden hochwirksamen Öl wirkt entgiftend und verbessert beträchtlich die Funktion dieser Organe und somit die Gesundheit:

Täglich morgens und abends die Lebergegend leicht einreiben mit einer Mischung von 50 ml Sesam- oder Olivenöl mit je 5 Tr. Ledum, Lavendel extra und je 2 Tr. Lemongrass, Petit Grain Bergamotte und Vetiver.

- Gegen Völlegefühl, Leberprobleme: Ledumhyrolat 1 Teelöffel auf 1l Wasser tagsüber trinken.
- Vorbeugende Einreibungen gegen Zecken: In je 50 ml Jojoba- und Macadamianussöl mit 10 Tr. Lavendel extra, je 5 Tr. Fichtennadeln und Ledum und 1-2 Tr. ätherisches Öl von Johanniskraut. Füsse, Beine und Arme mit dieser Mischung einreiben.

Zur Beachtung:

- Das ätherische Öl von Ledum pallustre aus China enthält ca. 25 % Monoterpenketone (Thujon). Es ist nicht mit dem ätherischen Öl von Ledum groenlandicum zu verwechseln!

Tipp:

- Bei Hämatomen und Prellungen sind Umschläge mit Ledum in ihrer Wirkung vergleichbar mit Arnikatinktur.

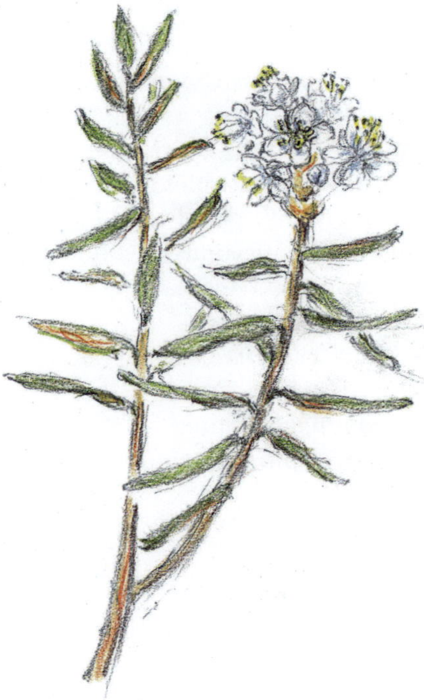

# 23
# Lemongrass

*Cymbopogon flexuosus* STAPF.

- Pflanzenfamilie:
  Süßgräser, *Poaceae/Graminaceae*

- Zur Unterscheidung (Varietäten):
  - Zitronengras, *Cymbopogon citratus* STAPF. (ist in Frankreich im Handel als »Verveine des Indes« erhältlich)
  - Gingergrass, *Cymbopogon martinii var. sofia* BURK.
  - Palmarosa, *Cymbopogon martinii var. motia* ROXB.
  - Citronella, *Cymbopogon nardus* WATSON / *Cymbopogon winterianus* JOWITT

- Wichtigste Anbaugebiete:
  Bhutan, Nepal, Mittel- und Südamerika, afrikanische und ostasiatische Länder

- Pflanzenteile: Gras

- Gewinnungsverfahren:
  Wasserdampfdestillation

- Ertrag: 1%

- Duftnote: Kopfnote

- Duftprofil: zitrusartig, frisch, kühl, kräftig

- Wichtige Inhaltsstoffe:
  - Monoterpenalkohole 5,5%
  - Sesquiterpenalkohole 13%
  - Monoterpenaldehyde 60–85% (Geranial, Neral)
  - Sesquiterpenaldehyde 3%

- Wirkungsweise:
  antibakteriell, antiviral, antimykotisch,verdauungsfördernd, gefäßerweiternd, entzündungshemmend, beruhigend, den Organismus entgiftend, immunstärkend, konzentrationsfördernd, kühlend, erfrischend,
  vertreibt Insekten.

- Indikation:
  grippale Infekte, Verdauungs- und Leberbeschwerden, rheumatische Beschwerden, Cellulite, Krampfadern, Hämatome, neurovegetative Dystonien, bei Depressionen: niedrige Dosierung.

- Anwendung:
  - In der Duftlampe am Arbeitsplatz, bei Prüfungen, bei Autofahrten.
  - Vorsichtig dosieren, da Emotionen ausgelöst werden können.

- Nach einer Antibiotikabehandlung oder Chemotherapie 1–2 × täglich Bauch und Lenden-bereich einreiben mit folgender Mischung: 100 ml Sesam- oder Olivenöl mit 3 Tr. Lavendel extra, je 1 Tr. Manuka, Niauli, Teebaum, Palmarosa, Melisse 30 %, Wacholderbeere, Lemongrass oder Litsea*.

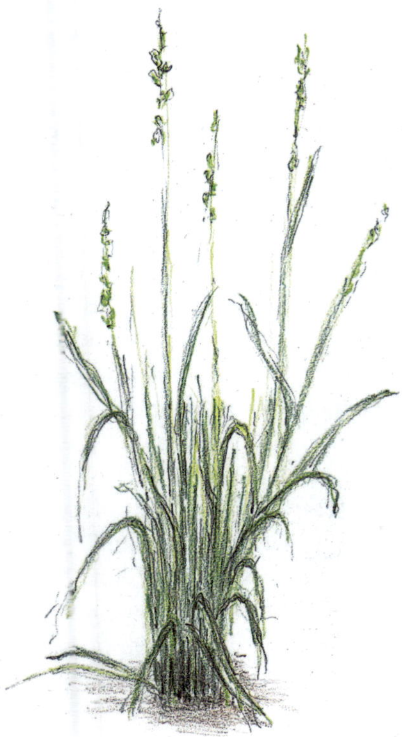

- Bei Cellulite (Orangenhaut): Massageöl 100 ml je 1/3 Aloe-Vera-, Jojoba-, Calendulaöl mit je 3 Tr. Orange, Rosengeranie, Lavendel und je 2 Tr. Lemongrass, Wacholder, Zypresse. Abends leichte kreisende Massage (nicht bei Venenproblemen).

Zur Beachtung:

- Die Qualität des Öles schwankt sehr stark je nach Anbaugebiet und Destillationsverfahren.
- Citronella (Cymbopogon nardus oder winterianus) wird oft mit Lemongrass gleichgesetzt, hat aber z. T. andere Inhaltsstoffe.
- Zitronengras (Cymbopogon citratus) enthält bis zu 14 % Monoterpene und 6,5 % Oxide.

* Das ätherische Öl Litsea oder »May Chang« *(Litsea cubeba PERS.)* wird durch Wasserdampfdestillation der Frucht gewonnen und hat einen ähnlich frischen, aufmunternden Duft wie Lemongrass.

# 24
# Lorbeer

*Laurus nobilis* L.

- Pflanzenfamilie:
  Lorbeergewächse, *Lauraceae*

- Wichtigste Anbaugebiete:
  Frankreich

- Pflanzenteile: Blätter

- Gewinnungsverfahren:
  Wasserdampfdestillation

- Ertrag: 1–3 %

- Duftnote: Kopf-Herz-Note

- Duftprofil: frisch, klar, herb

- Wichtige Inhaltsstoffe:
  - Monoterpene 10–20 % (α- und β-Pinene)
  - Sesquiterpene 2 %
  - Phenole bis 13 % (Eugenol)
  - Ester 10–15 %
  - Ether 7,5 % (Metyleugenol)
  - Oxide 36 % (1,8-Cineol)
  - Lactone 1–2 %

- Wirkungsweise:
  antiseptisch, breites Spektrum: gegen Streptokokken, Pneumokokken etc., entzündungshemmend, leicht blutgerinnungshemmend, das Lymphsystem anregend, schmerzlindernd, klärend, harmonisierend.

- Indikation:
  Erkältungen, Atemwegserkrankungen, virale Hepatitis, vegetative Dystonie, Arthrosen, Arthritis, Polyarthritis, Erschöpfung, Mattigkeit, Angst, Lebenskrisen.

- Anwendung:
  - In der Duftlampe in einer Mischung mit ausgleichender Wirkung, die ins Lot bringt: je 2 Tr. Lorbeer, Manuka und Lavendel.

- Hilfreiche Mischung für Patienten der Onkologie (Fuß- oder Handmassage): 50 ml Sesamöl mit 5 Tr. Lavendel, 3 Tr. Niauli, 2 Tr. Lorbeer und 1 Tr. Rose 100 % (oder statt Rose ein anderer Blütenduft nach Wahl).
- Schmerzöl bei Arthritis: 100 ml Distel oder Jojobaöl mit je 5 Tr. Lavendel, Latschenkiefer,* Cajeput, Manuka und je 1–2 Tr. Angelikawurzel, Wacholder, Lorbeer, Immortelle.
- Für einen guten Start in den Tag (Rückeneinreibung): 20 ml Olivenöl mit 1 Tr. Lorbeer, je 2 Tr. Limette und Anden-Myrte.
- Das ätherische Öl von Lorbeer ist ein interessanter Duft zur Abrundung von »Naturparfüm«.

Zur Beachtung:
- Vorsicht bei Herz-Kreislauf-Patienten: Eine Umkehrwirkung ist möglich, da das ätherische Öl von Lorbeer die Blutzirkulation zu stark anregen kann.

Hinweis:
- Der Lorbeerkranz galt in der griechischen Kultur als Symbol von Mut und Kraft.

* Das ätherische Öl der Latschenkiefer (Pinus mugo TURRA) hat eine sehr ausgewogene Zusammensetzung, wirkt sehr schmerzlindernd.

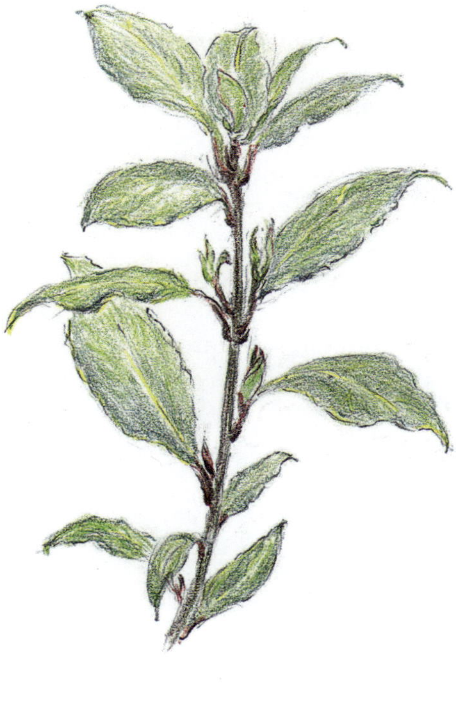

# 25
# Majoran

*Origanum majorana* L.

- Pflanzenfamilie:
  Lippenblütler, *Lamiaceae*

- Zur Unterscheidung / Vorsicht:
  - Wilder, spanischer oder portugiesischer Majoran, *Thymus mastichina* L., ist eine Thymianart, kein Majoran! Die Inhaltsstoffe gleichen denen von Thymian Thymol (mit hohen Phenol- und Oxidanteilen).
  - Oregano, Dost, *Origanum vulgare* L. / *Origanum compactum* L., ist ebenfalls nicht zu verwechseln mit Majoran, obwohl er häufig als »wilder Majoran« bezeichnet wird. Oregano enthält 60–70 % Phenole.

- Wichtigste Anbaugebiete:
  Ägypten

- Pflanzenteile: Kraut

- Gewinnungsverfahren:
  Wasserdampfdestillation

- Ertrag: 0,5 %

- Duftnote: Kopf-Herz-Note

- Duftprofil: würzig, krautig, warm

- Wichtige Inhaltsstoffe:
  - Monoterpene 40–50 % (α- und β-Pinene, Limonen)
  - Monoterpenalkohole 40–50 % (Terpineol-4)
  - Sesquiterpene 3 %
  - Sesquiterpenalkohole Spuren
  - Ester bis 5 %
  - Ether Spuren

- Wirkungsweise:
  antibakteriell bei Pneumo-, Staphylokokken und Colibakterien etc., antiviral, krampflösend, schmerzstillend, entspannend, beruhigend, blutdrucksenkend, verdauungsfördernd, die Nierentätigkeit anregend (Terpineol-4), Aquarese, Antiaphrodisiakum.

- Indikation:
  Infektionen der Atemwege, ungenügende Blutzirkulation, Spannungszustände im neurovegetativen Nervensystem und kardiovaskulären System, Herzbeschwerden, Stress, Kopfschmerzen, Tinitus, Verdauungs- und Stoffwechselstörungen,

Magen-Darm-Beschwerden, Leberfunktionsstörungen, Schilddrüsenüberfunktion, Gelenkbeschwerden, Rheuma, Ischias, Neuralgien, Arthritis, Arthrosen, Schlafstörungen.

Anwendung:

- Punktuelle Massage bei Rückenschmerzen (Ischias): 50 ml Johanniskraut- oder Olivenöl – bei entzündlichen Prozessen Jojoba- oder Distelöl – mit 10 Tr. Lavendel extra, je 5 Tr. Majoran und Rosengeranie.
- Bei Spannungskopfschmerzen Nacken einreiben mit 1–2 Tr. Majoran und Lavendel.

Tipp:

- Majoran wird als »Kräutlein Wohlgemut« bezeichnet und ist ein Segen in der Küche.

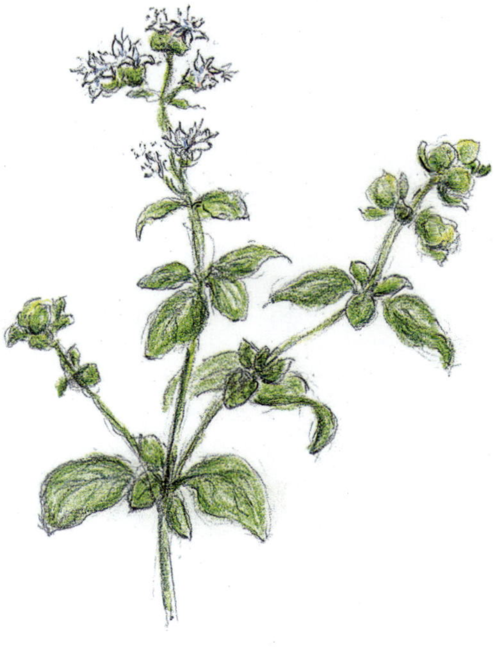

# 26
# Mandarine

*Citrus reticulata* BLANCO

- Pflanzenfamilie:
  Rautengewächse, *Rutaceae*

• Mandarine rot wird aus den reifen Früchten, Mandarine grün aus den grünen Früchten gewonnen.

- Zur Unterscheidung (Varietät):
  • Clementine, *Citrus deliciosa* TENORE, ist eine Kreuzung von Mandarine und Süßorange

- Wichtigste Anbaugebiete:
  Italien, Frankreich, Spanien, Brasilien

- Pflanzenteile: Schalen

- Gewinnungsverfahren:
  Kaltpressung

- Ertrag: 0,7%

- Duftnote: Kopfnote

- Duftprofil: süß, fruchtig

- Wichtige Inhaltsstoffe:
  • Monoterpene bis 94% (α- und β-Pinene, Limonen)
  • Monoterpenalkohole Spuren
  • Sesquiterpene 1%
  • Ester 1%
  • Aldehyde 1%
  • Furocumarine Spuren
  • Monoterpenketone 1%

- Wirkungsweise:
  antiseptisch, stimmungsaufhellend, ausgleichend, beruhigend, immunstärkend, verdauungsfördernd.

- Indikation:
  Rekonvaleszenz, Ängste, Demenz, Ruhelosigkeit, Hyperaktivität bei Kindern, Schlafstörungen, Angst, Trauer.

- Anwendung:
  • Hauptsächlich geeignet für die Duftlampe.
  • Duft für hyperaktive Kinder: Mandarine, Lavendel, röm. Kamille, Benzoe, Honig, Vanille*.

- Ätherisches Öl für Kinder – »Kindergartenduft« als Raumspray: 100 ml Wasser mit 4 Tr. Mandarine rot oder Clementine, 2 Tr. Lavendel und 1 Tr. Melisse 100 % oder 3 Tr. Melisse 30 %.

Zur Beachtung:

- Phototoxischer Effekt! In der Duftlampe unproblematisch.
- Das ätherische Öl der Mandarine »verfällt« schnell; Clementine ist eher etwas länger haltbar.

Tipp:

- Das ätherische Öl Petit Grain Mandarine (gewonnen durch Wasserdampfdestillation der Blätter, Zweige und Knospen; siehe Monografie 35) hat ca. 50 % Ester und wirkt sehr entspannend, vor allem bei Stress.

* Das ätherische Öl Vanille *(Vanilla planifolia* ANDR.*)* ist ein Alkoholextrakt der Vanilleschote. Hauptinhaltsstoff ist Vanillin; der Duft ist süß und beruhigend.

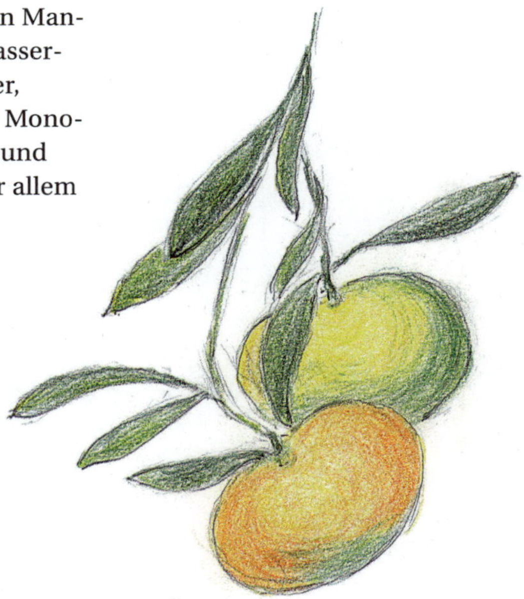

# 27
# Manuka

»Südseemyrte«

*Leptospermum scoparium* FORST.

- Pflanzenfamilie:
  Myrtengewächse, *Myrtaceae*

- Zur Unterscheidung (Varietät):
  - Kanuka, *Leptospermum ericoides* H. RICH. / *Kunzea ericoides* H. RICH.

- Wichtigste Anbaugebiete:
  Neuseeland, Australien

- Pflanzenteile: Blätter, Zweige

- Gewinnungsverfahren:
  Wasserdampfdestillation

- Ertrag: 0,4–0,5 %

- Duftnote: Herznote

- Duftprofil: eigener Duft, etwas süßlich

- Wichtige Inhaltsstoffe:
  - Monoterpene 2–3 %
  - Sesquiterpene 60–68 %
  - Sesquiterpenalkohole 5–6 %
  - Sesquiterpenketone/Triketone 20–25 % (Leptospermon)

- Wirkungsweise:
  antibakteriell, antimykotisch mit breitem Spektrum (»Pilzkiller«), antiallergisch, entzündungshemmend, juckreiz- und schmerzlindernd, stärkend, psychisch aufrichtend, den Hormonhaushalt ausgleichend.

- Indikation:
  Erkältungskrankheiten, rheumatische Beschwerden, Arthrosen, Arthritis, Polyarthritis, Asthma, Allergien, Candida albicans, Gürtelrose, Ekzeme, Akne, Unruhe, Schlafstörungen, Zahnfleischprobleme, Warzen.

- Anwendung:
  - Bei Schmerzzuständen entspannende Einreibungen:
    100 ml Johanniskrautöl mit 20 Tr. Cajeput, 12 Tr. Lavandin, je 8 Tr. Zeder, Manuka oder Kanuka*, 1–2 Tr. Rose 100 % und Rosenholz.

Bei entzündlichen Prozessen Jojoba- oder Distelöl an Stelle von Johanniskrautöl verwenden. Dieses Rezept eignet sich auch für die Zubereitung eines Schmerzbalsams (Herstellung siehe Kapitel »Cremen – Salben – Balsame«): 150 ml Basisöl, 30 g Bienenwachs und die oben angeführten ätherischen Öle (in evtl. höherer Dosierung).

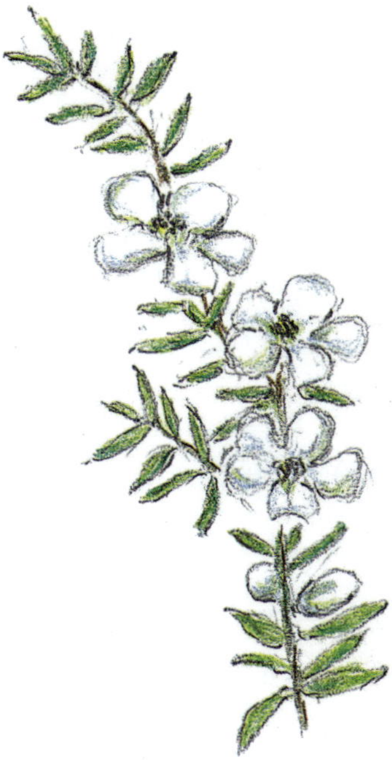

- Zahnschmerzen und bei Zahnfleischproblemen: 10 ml Mandelöl mit je 1–2 Tr. Nelkenknospen**, Teebaum und Manuka.
- Zahnschmerzen werden gelindert, wenn man auf eine Nelkenknospe beißt.
- Akne: Reinigen mit Lavendelhydrolat, anschliessend mit Wattestäbchen Manuka auftragen.

- Tipp:
- Gilt als natürliches Antibiotikum für Raumbeduftung, Inhalation, Ganzkörpereinreibung, Bad oder Fußbad.

* Das ätherische Öl Kanuka *(Leptospermum ericoides* H. RICH. */ Kunzea ericoides* H. RICH.*)* mit seinen ausgewogenen Inhaltsstoffen ergänzt die Mischung und wirkt speziell gegen Polyarthritis.

** Das ätherische Öl der Nelkenknospe *(Syzygium aromaticum* PERRY*)* wird durch Wasserdampfdestillation der Nelkenknospe gewonnen. Es enthält 80 % Eugenol und kann hautreizend sein (vorher Test in der Ellenbeuge machen!).

# 28
# Melisse 100 %

»Zitronenmelisse«
*Melissa officinalis* L.

- Pflanzenfamilie:
  Lippenblütler, *Lamiaceae*

- Wichtigste Anbaugebiete:
  Frankreich

- Pflanzenteile: Kraut

- Gewinnungsverfahren:
  Wasserdampfdestillation

- Ertrag: 0,015–0,02 %
  (7000 kg frisches Kraut ergeben 1 kg ätherisches Öl)

- Duftnote: Herznote

- Duftprofil: warm, würzig, frisch

- Wichtige Inhaltsstoffe:
  - Monoterpene 3–4 %
  - Monoterpenalkohole 1 %
  - Sesquiterpene bis 40 %
  - Sesquiterpenalkohole 1,5 %
  - Ester 2,5–3,5 %
  - Aldehyde 40–50 % (Geranial, Neral)
  - Oxide 1 %

- Wirkungsweise:
  antiviral, schmerzlindernd, entzündungshemmend, ausgleichend, beruhigend, blutdruckregulierend, krampflösend, blähungshemmend, Leber und Galle anregend, psychisch stabilisierend.

- Indikation:
  Virusinfektionen, Herpes simplex, Herzprobleme, besonders Angina pectoris, Probleme mit Verdauung, Leber und Galle, Unterleibsbeschwerden, Schlaflosigkeit bei Angst und Nervosität, Verlustängste, innere Blockaden, depressive Verstimmungen, Demenz, Aggressionen.
  - Neuere Untersuchungen lassen darauf schließen, dass durch das echte Melissenöl das Immunsystem gestärkt wird und somit die Auswirkungen des HIV-Virus gemildert werden können.

- Anwendung:
  - »Loslassen und Abschalten« 1 Tr. Melisse 100% aufs Taschentuch.
  - Beruhigende Mischung für die Duftlampe (gegen Aggressionen) Lavendel fein, Orange, Melisse 100 %, Neroli, wenig röm. Kamille.

- Entspannende Massage gegen Ängste: In Jojobaöl eine Mischung (niedrig dosiert) von Melisse 100 %, Lavendel, Rosenholz und Zeder geben.
- Bei Lippenherpes mit Melisse 100 % pur abtupfen.
- Gegen Ängste: In Jojobaöl eine Mischung von Melisse 100 %, Lavendel, Rosenholz und Zeder in niedriger Dosierung geben.
- Bei Virusinfektionen wird das Immunsystem durch Melissenhydrolat/Melissenwasser gestärkt (2–3 × täglich 1 Teelöffel in etwas Wasser einnehmen).
- Bei Mageneschwerden nach Bedarf 1 Teelöffel Melissenhydrolat in eienem Glas Wasser langsam trinken. (Siehe auch Kapitel »Hydrolat: Melissenwasser«.)

Zur Beachtung:

- Melisse 30 % ist eine Mischung von 30 % Melisse und 70 % echtem Lavendel.
- Melissenöl ist das am meisten verfälschte ätherische Öl: »Melissa indicum« ist kein Melissenöl, sondern eine Mischung aus Lemongrass und Citronella.

Tipp:

- Als Riechflasche auf der Reise und bei Flugängsten hat sich folgende Mischung bewährt:
  3 Tr. Melisse 100 %, 2 Tr. röm. Kamille, 1 Tr. Neroli, je 10 Tr. Lavendel und Zitrone.

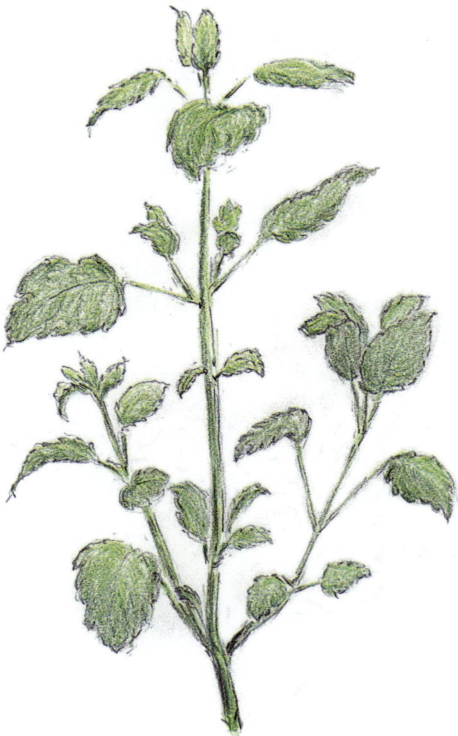

# 29
# Muskatellersalbei

*Salvia sclarea* L.

- Pflanzenfamilie:
  Lippenblütler, *Lamiaceae*

- Zur Unterscheidung
  (andere Pflanzenarten):
  - Salbei, *Salvia officinalis* L. (enthält 30–70 % Monoterpenketone und ist ein Therapieöl!)
  - Lavendelsalbei, *Salvia lavandulifolia* VAHL. (enthält nur 1 % Monoterpenketone)

- Wichtigste Anbaugebiete:
  Italien, Frankreich, Kroatien, GUS-Staaten

- Pflanzenteile: blühendes Kraut (1–2 Tage angetrocknet)

- Gewinnungsverfahren:
  Wasserdampfdestillation

- Ertrag: 0,4–1 %

- Duftnote: Kopf-Herz-Note

- Duftprofil: intensiv, krautig; erst in einer Mischung angenehm

- Wichtige Inhaltsstoffe:
  - Monoterpene 5–10 %
  - Monoterpenalkohole 25–45 %
  - Sesquiterpene 3 %
  - Diterpenalkohole 2 % (Sclareol)
  - Ester 40–50 %
  - Oxide 5–10 %

- Wirkungsweise:
  leicht antibakteriell, antimykotisch, krampflösend, entspannend, ausgleichend, besonders geeignet bei urogenitalen Problemen wegen der östrogenartigen und spasmolytischen Wirkung, blutdrucksenkend, physisch und psychisch euphorisierende Wirkung.

- Indikation:
  Bronchitis, Husten, Keuchhusten, Asthma, Pubertätskrisen, Bauchkrämpfe, Menstruationsbeschwerden, Beschwerden im Klimakterium, Frigidität, Impotenz, Hormonstörungen, depressive Verstimmungen, Bluthochdruck.

Anwendung:

- Anti-Stress-Mischung für ein Bad oder für die Duftlampe: je 2 Tr. Muskatellersalbei, Rosengeranie, Lavendel und 1 Tr. röm. Kamille.
- Bei Menstruationsschmerzen für Einreibungen oder ein entspannendes Bad: 3 Tr. Muskatellersalbei, 5 Tr. Lavendel extra oder Lavendel fein und je 1 Tr. Salbei officinalis* und Estragon; Variante: je 2–3 Tr. Muskatellersalbei, Lavendel, Neroli und Ylang Ylang.
- Für eine leichte Geburt vorbeugend als Dammmassageöl Muskatellersalbei mit Rose 100 %: Nur unter fachlicher Aufsicht anwenden. Buchtipp: Die Hebammensprechsunde von Ingeborg Stadelmann.
- Vorsicht: Kann Blutdruckabfall hervorrufen.

Zur Beachtung:

- Nicht anwenden bei östrogenabhängigen Cancerosen und Mastopathien, sowie bei Disposition zu Epilepsie.

Tipp:

- Das ätherische Öl von Muskatellersalbei gibt ein Gefühl von Leichtigkeit.

* Das ätherische Öl Salbei *(Salvia officinalis L.)* ist in hoher Verdünnung mit anderen ätherischen Ölen trotz seines hohen Monoterpenketongehaltes nicht problematisch.

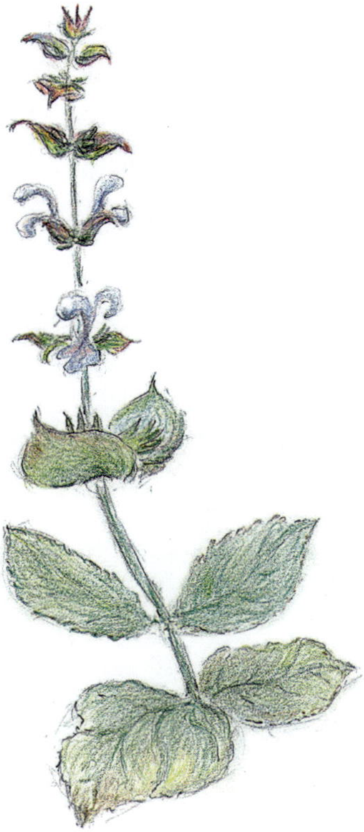

# 30
# Myrte

*Myrtus communis* L.

- Pflanzenfamilie:
  Myrtengewächse, *Myrtaceae*

- Zur Unterscheidung
  (Varietäten, Anbaugebiete):
  - Myrte marokkanisch, rote Myrte (Blätter werden in angetrocknetem Zustand destilliert): Marokko
  - Myrte türkisch, grüne Myrte (Blätter werden frisch destilliert): Türkei
  - Myrte Anden: Peru

- Pflanzenteile: Blätter und Zweige

- Gewinnungsverfahren:
  Wasserdampfdestillation

- Ertrag: 0,1–0,5 %

- Duftnote: Kopf-Herz-Note

- Duftprofil: warm, balsamisch

- Wichtige Inhaltsstoffe
  (Myrte marokk.):
  - Monoterpene bis 30 %
  - Monoterpenalkohole 5 %
  - Sesquiterpene 1,5 %
  - Ester 22 %
  - Oxide 30–35 % (1,8-Cineol)

- Wirkungsweise:
  antiseptisch, antiallergisch, schleimlösend, auswurffördernd, immunstimulierend, entspannend, das Lymphsystem entstauend, hautpflegend, reinigend, desodorierend.

- Indikation:
  alle Erkrankungen des Respirationstraktes, Bronchitis, Lungentuberkulose, allergischer Schnupfen, Nasennebenhöhlen- und Stirnhöhlenentzündungen, Husten, Raucherhusten, Krampfadern, Hämorrhoiden, Blasenentzündung, Harnwegsinfektionen, Prostataentzündung, Akne, unreine und entzündete Haut, zur Sterbebegleitung, Trauer.

Anwendung:

- Raumspray für gute Atmosphäre: 100 ml stilles Wasser mit je 4 Tr. Weißtanne, Zitrone, Grapefruit, Anden-Myrte, und 1 Tr. Benzoe*.
- Für die Sterbebegleitung in die Duftlampe: Myrte marokk., Lavendel fein und Rose 10 % (der Rosenduft soll nicht dominieren); oder als entspannende Massage: 100 ml Mandelöl mit 7 Tr. Lavendel, 5 Tr. Myrte marokk. und 1 Tr. Rose 100 %.
- Bei Lungentuberkulose und Clamydien Inhalation mit Myrte türk. und Thymian Thujanol als unterstützende Behandlung.

Zur Beachtung:

- Die marokkanische Myrte ist wegen des niedrigen Oxidgehaltes ein bewährtes ätherisches Öl für Kleinkinder.
- Die türkische Myrte wird auch als weiße Myrte oder CT Cineol bezeichnet; sie enthält die meisten Oxide, wenig Monoterpenalkohole sowie wenig Ester und hat ein herbes Duftprofil.
- Die Anden-Myrte hat einen frischen, befreienden Duft und enthält mehr Monoterpenalkohole und am wenigsten Oxide.

* Das ätherische Öl von Benzoe Siam *(Styrax tonkinensis* CRAIB*)* gewinnt man durch Wasserdampfdestillation des Balsams. Es wird seit Jahrhunderten zu heilenden Zwecken angewendet.

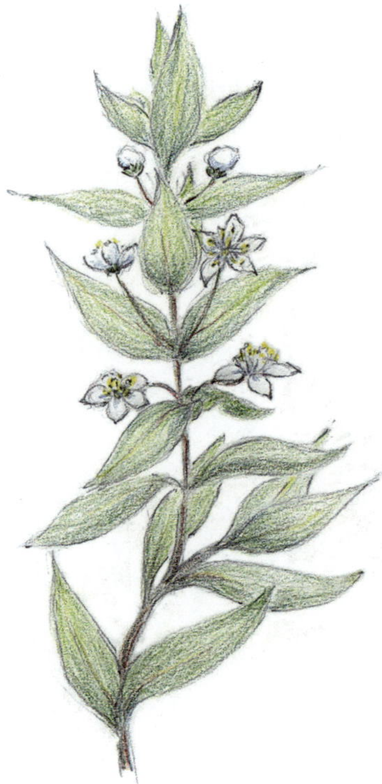

# 31
# Neroli

»Orangenblüten«

*Citrus aurantium ssp. aurantium* L. (Bitterorange)

- Pflanzenfamilie:
  Rautengewächse, *Rutaceae*

  Neben Neroli (aus den Orangenblüten) werden von der Bitterorange noch zwei weitere ätherische Öle gewonnen:
  - Petit Grain Orange (aus Blättern, Zweigen und Fruchtansätzen) und
  - Bitterorange (aus den Schalen).

- Wichtigste Anbaugebiete:
  Italien, Marokko, Ägypten

- Pflanzenteile: Blüten

- Gewinnungsverfahren:
  Wasserdampfdestillation

- Ertrag: 0,07–0,1 %

- Duftnote: Herznote

- Duftprofil: blumig, süß, lieblich – nur in hoher Verdünnung!

- Wichtige Inhaltsstoffe:
  - Monoterpene 30–40 % (α- und β-Pinene, Limonen)
  - Monoterpenalkohole 25–45 % (Linalool)
  - Sesquiterpenalkohole 5–10 %
  - Ester 10–20 %
  - Aldehyde 2–5 %
  - Monoterpenketone 1 %

- Wirkungsweise:
  antibakteriell, beruhigend, krampflösend, angstlösend, blutdruckausgleichend, hautpflegend.

- Indikation:
  Bronchitis, hoher Blutdruck, Herzprobleme, Leberbeschwerden, Ulcerosen, Morbus Crohn, Menstruationsbeschwerden, Couperose, Schlaflosigkeit, Ängste, Schock, Kopfschmerzen, Nervosität, Depressionen.

- Anwendung:
  - Eine sehr wirksame Schlafmischung: In 8 ml Jojobaöl 25 Tr. Lavendel fein, 7 Tr. Rosenholz und 5 Tr. Neroli. Einige Tropfen davon auf den Solarplexus einreiben, evtl. nach einer halben Stunde wiederholen.

- *Die* Notfallmischung der Aromatherapie, z. B. bei Schock und in Stresssituationen: Neroli, Narde, Lavendel und wenig röm. Kamille – eine ideale Kombination!
- Handcreme (Herstellung siehe Kapitel »Cremen – Salben – Balsame«): 150 ml Basisöl, 30 g Bienenwachs mit 15 Tr. Lavendel, je 3 Tr. Neroli, Petit Grain Bergamotte, Rosenholz, Rosengeranie, Iris 1%, je 1 Tr. Cistrose, Narde, Weihrauch serrata*.
- Für Parfüm wird hauptsächlich das Orangenblütenabsolue verwendet.
- Das Orangenblütenwasser (Hydrolat) von *Cistrus aurantium ssp. aurantium* L. ist ein reines Destillationsprodukt, von dem kein ätherisches Öl abgeschöpft wurde. Es ist somit eine Spezialität.

Zur Beachtung:

- Da durch Neroli alte seelische Wunden aufgerissen werden können, verdient dieses ätherische Öl großen Respekt. Es sollte nur in geringer Dosierung angewendet werden!

Hinweis:

- Neroli wurde nach der süditalienischen Stadt Nerola benannt, in der das Öl vermutlich zuerst als Mazerat hergestellt wurde.
  Die älteste Bezeichnung für Neroliöl ist »Aquae Naphae«.

* Das ätherische Öl Weihrauch, Harz des Baumes *Boswellia sacra* FLUECK. – arabischer Herkunft – schweres Duftprofil und *Boswellia serata* ROXB. – indischer Herkunft – etwas helleres Duftprofil, wird von alters her zu Räucherungen und kosmetischen Anwendungen verwendet.

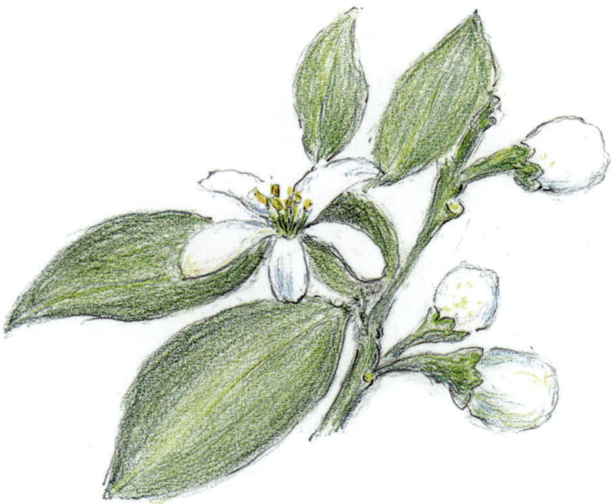

# 32
# Niauli

»Niaouli«
Niauli ist eines der Teebaumöle.
*Melaleuca quinquinervia* CAV.

- Pflanzenfamilie:
  Myrtengewächse, *Myrtaceae*

- Wichtigste Anbaugebiete:
  Madagaskar, Neuseeland, Neukaledonien

- Pflanzenteile: Blätter, Zweige

- Gewinnungsverfahren:
  Wasserdampfdestillation

- Ertrag: 1–2 %

- Duftnote: Kopf-Basis-Note

- Duftprofil: streng, hell, klar, medizinisch

- Wichtige Inhaltsstoffe:
  - Monoterpene 15–20 % (α- und β-Pinene)
  - Monoterpenalkohole 5–15 %
  - Sesquiterpenalkohole 10-25 %
  - Oxide 40–60 % (1,8-Cineol)
  - Schwefelverbindungen Spuren

- Wirkungsweise:
  stark antiseptisch bei Staphylococcus aureus, Streptokokken etc., antiviral, antimykotisch, entzündungshemmend, schmerzlindernd, fiebersenkend, schleimlösend, hormonell ausgleichend, immunstimulierend.

- Indikation:
  Grippe, Bronchial- und Atemwegsinfekte, Nebenhöhlenprobleme, Darmparasiten, Malaria, Harnwegsentzündungen, Zahnfleischentzündungen, Hautentzündungen, so genannte »Pergamenthaut«, Venenprobleme, Gürtelrose, Herpes simplex, Rheuma, Arthrosen, Polyarthritis.

- Anwendung:
  - Bei akutem Schnupfen: 1 Tr. Niauli rund um die Nase einmassieren.
  - Bei Venenproblemen: Massageöl 15 ml Jojobaöl und 30 ml Inophyllum calophyllum mit je 5 Tr. Lavendel extra und Niauli, diese Mischung sanft herzwärts einstreichen.

- Bei »Pergamenthaut« Massageöl: 100 ml je ½ Calendula- und Jojobaöl mit je 7 Tr. Lavendel, Niauli, Teebaum, Palmarosa, Rosengeranie und 4 Tr. Rosmarin Cineol.
- Als Vorbereitung auf eine Strahlentherapie (nur in Absprache mit dem Arzt) 1 Woche vorher 2 × täglich folgende Mischung großflächig auftragen: 100 ml Aprikosenkernöl oder Aloe-Vera-Öl mit 20–40 Tr. Niauli (vor der Behandlung einen Test in der Ellbeuge durchführen).
- Nach der Strahlentherapie sanft auftragen: 100 ml Aprikosenkernöl oder Calendulaöl mit je 10 Tr. Niauli und Lavendel, 5 Tr. Rosengeranie, 2 Tr. Rose 100 %.
- Bei Nagelpilz: Niauli in Kombination mit Teebaum und Ravensara aromatica.

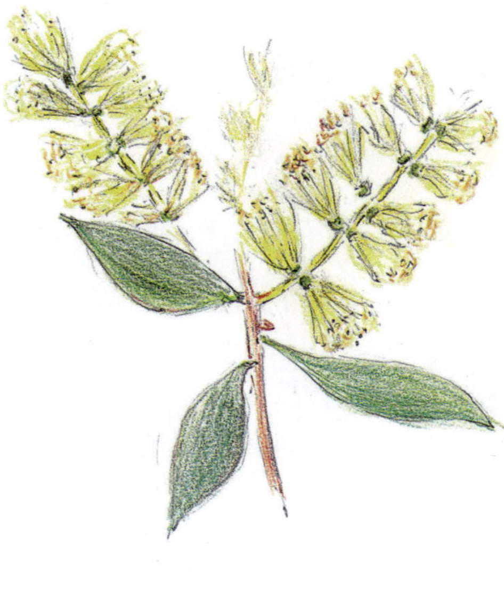

Zur Beachtung:
- »Starkes« Öl! Bei Kindern unter 6 Jahren nicht anwenden!

# 33
# Orange

»Süßorange«, »Blutorange«
*Citrus sinensis* L.

Pflanzenfamilie:
Rautengewächse, *Rutaceae*

Zur Unterscheidung (Spezies):
- Bitterorange, *Citrus aurantium ssp. aurantium* L. (daraus werden drei verschiedene ätherische Öle gewonnen: Bitterorange, Petit Grain Orange, Neroli)

Wichtigste Anbaugebiete:
Italien, Spanien, Israel

Pflanzenteile: Schalen

Gewinnungsverfahren:
Kaltpressung

Ertrag: 0,4 %

Duftnote: Kopfnote

Duftprofil: süß, fruchtig, frisch

Wichtige Inhaltsstoffe:
- Monoterpene bis 90 % (Limonen)
- Aldehyde 2 %
- Cumarine/Furocumarine Spuren
- Monoterpenketone 2,5 %

Wirkungsweise:
antiseptisch, antibakteriell, krampflösend, beruhigend, harmonisierend, gewebestärkend, entschlackend, verbessert die Atmosphäre im Wohnbereich.

Indikation:
Magen- und Darmprobleme (Colibakterien), Nervosität, Angst, Demenz, Stress, Schlafstörungen, Erschöpfung, Cellulite.

Anwendung:
- Orange ist ein echtes Nerventonikum – das Öl stimmt optimistisch und fröhlich!
- Für die Raumbeduftung ist Orange vielseitig einsetzbar. Sie mischt sich gut mit allen Zitrusölen, Varianten von Petit Grain, Neroli, Eisenkraut 100 %, Zypresse, Zeder, Zimt*.
- Duftmischung von 10 Tr. Orange süss, je 4 Tr. Mandarine, Lavendeln fein, 1 Tr. Petit Grain Mandarine und je 2 Tr. Rosengeranie und Melisse 100%. Einige Tropfen dieser Mischung ins Wasser der Duftlampe geben.
- Wohlfühlmischung: 50 ml Johaniskrautöl, je 3 Tr. Lavendel fein, Orange, Zeder und 1–2 Tr. Tonka, für leichte Arm- und Handmassage.

Zur Beachtung:

- Photosensibilisierend! Nur in Ausnahmefällen in eine Massagemischung geben; die Inhaltsstoffe können ca. 4–6 Stunden im Körper verbleiben.
- Auf Qualität aus kontrolliert biologischem Anbau achten, da Hautallergien hauptsächlich wegen der Pestizidrückstände in den ätherischen Ölen auftreten.

Tipp:

- In der Vorweihnachtszeit einige Tropfen auf den Adventskranz geben.

* Das ätherische Öl der Zimtrinde 60% (*Cinnamomum ceylanicum* BL.), durch Destillation der Rinde gewonnen, wird vor allem für die Raumbeduftung eingesetzt.
Es enthält 70 % Zimtaldehyde.

Das ätherische Öl von Zimt*blättern* ist hauptsächlich für Massagemischungen geeignet und enthält 70–75 % Eugenol (Phenol).
Beide ätherischen Öle sollten vorsichtig eingesetzt werden.

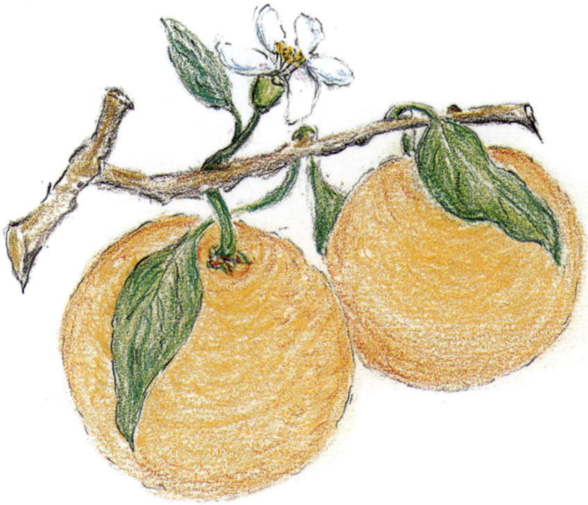

# 34
# Palmarosa

»Indisches Süßgras«
*Cymbopogon martinii var. motia* ROXB.

- Pflanzenfamilie:
  Süßgräser, *Poaceae/Graminaceae*

- Zur Unterscheidung (Varietäten):
  - Gingergrass, *Cymbopogon martinii var. sofia* BURK.
  - Lemongrass, *Cymbopogon flexuosus* STAPF.
  - Citronella, *Cymbopogon nardus* WATSON / *Cymbopogon winterianus* JOWITT

- Wichtigste Anbaugebiete:
  Indien, Nepal, Brasilien, Guatemala, Madagaskar

- Pflanzenteile: Gras

- Gewinnungsverfahren:
  Wasserdampfdestillation

- Ertrag: 1,4 %

- Duftnote: Herznote

- Duftprofil: zart blumig, leicht rosenartig

- Wichtige Inhaltsstoffe:
  - Monoterpenalkohole 80 % (vorwiegend Geraniol)
  - Sesquiterpenalkohole 1,5 %
  - Ester 10–20 %

- Wirkungsweise:
  antibakteriell mit breitem Spektrum, besonders Colibakterien, antiviral, antimykotisch, antiallergisch, entzündungshemmend, ausgleichend, immunstimulierend, verdauungsfördernd, hautpflegend, zellregenerierend.

- Indikation:
  Infektionen der Atemwege, Magen- und Darminfekte, Typhus, Ruhr, im Besonderen Harnwegs- und Genitalinfekte, Herpes labialis, Hautpilz, Ekzeme, Hautallergien, Hautentzündungen, bei der so genannten »Pergamenthaut«.

- Anwendung:
  - »Duftplästerli« – in kritischen Situationen (z.B. vor einer Operation) – Je 2 Tr. Lavendel fein, Palmarose, Zeder, und je 1 Tr. Litsea, Rose 100 % in 9 ml Jojobaöl, 1–2 Tr. auf ein »Pfästerli« in der Herzgegend anbringen.

- Als harmonische Raumbeduftung: Diese Mischung (ohne Jojobaöl) in 100 ml Rosenwasser (Rezept B. Buchmayr).
- Bei Pilzinfektionen 2 × täglich Behandlung: 50 ml Basisöl mit 10 Tr. Palmarosa, je 50 Tr. Teebaum und Lavendel extra
  Für Waschungen (Intimpflege): 5 Tr. dieser Grundmischung ins Waschwasser geben (Rezept Krankenhaus Neuperlach).
- Bad bei viralen Infekten, besonders bei Gürtelrose: 3 Esslöffel Meersalz und 1 Teelöffel Johanniskrautöl mit ca. 8–10 Tr. einer Mischung aus Palmarosa, Niauli, Ravensara aromatica, Rosengeranie, Bergamotte, Lavendel, Melisse 100 %, Cistrose, Ysop decumbens (je nach Vorliebe die Düfte zusammenmischen).

Zur Beachtung:

- Die ätherischen Öle von Palmarosa und Rosengeranie werden oft für Fälschungen von Rosenöl verwendet. Diese Mischungen werden aber niemals perfekt und haben andere Inhaltsstoffe und andere Wirkungen.

Tipp:

- Als Raumspray, in der Duftlampe oder auf dem Aromastone mischt man Palmarosa, Rosengeranie und Limette oder Zitrone. Der Inhaltsstoff Geraniol hat die Fähigkeit, den Ozongehalt in Räumen auszugleichen.

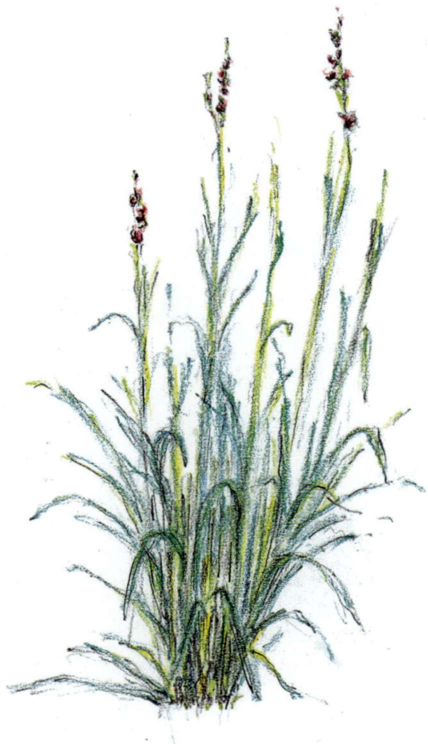

# 35
# Petit Grain Orange

»Petit Grain Bigarade«
*Citrus aurantium ssp. aurantium* L.

- Pflanzenfamilie:
  Rautengewächse, *Rutaceae*

- Wichtigste Anbaugebiete:
  Frankreich, Italien, Ägypten, Nordafrika, Paraguay

- Pflanzenteile: Blätter, Zweige und Fruchtansätze

- Gewinnungsverfahren:
  Wasserdampfdestillation

- Ertrag: 0,3–0,4 %

- Duftnote: Kopf-Herz-Note

- Duftprofil: frisch, herb

- Wichtige Inhaltsstoffe:
  - Monoterpene 8–10 % (α- und β-Pinene, Phelandren)
  - Monoterpenalkohole 30–40 % (Linalool, Terpineol-4)
  - Sesquiterpenalkohole Spuren
  - Ester 50–60 %
  - Aldehyde Spuren
  - Oxide Spuren

- Wirkungsweise:
  antiseptisch, entzündungshemmend, krampflösend, entspannend, ausgleichend bei nervösen Unausgewogenheiten.

- Indikation:
  Infektionen der Atemwege, nervös bedingtes Asthma, neurovegetative Dystonien, Stresssymptome, Demenz, Appetitlosigkeit, Konzentrationsschwäche, Schlafstörungen, prämenstruelles Syndrom, unreine Haut.

Anwendung:

- Alle Petit-Grain-Öle sind ideal für Massagen – wegen ihres geringeren Monoterpengehaltes und fehlender Furocumarine.
- Sie sind sehr verträglich und ergeben wohlriechende Raumsprays!
- Ausgewogene Duftmischung in der Rekonvaleszenz und bei Depressionen (Wochenbett): 7 Tr. Orange süß, 2–3 Tr. Petit Grain Orange, 1 Stab Neroli, evtl. wenig Lavendel.

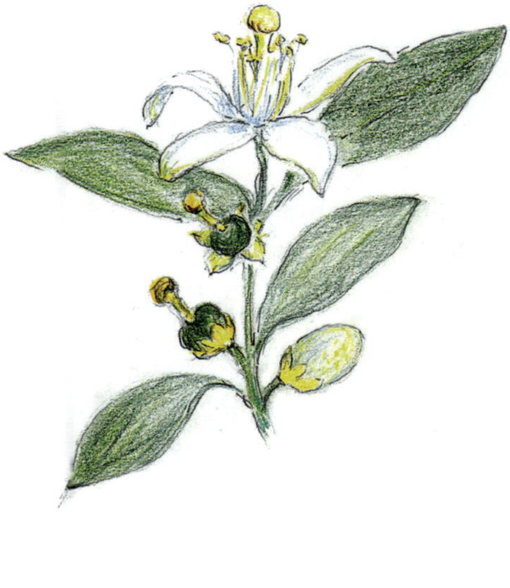

Tipp:

Von den verschiedenen Zitrusfrüchten werden außerdem folgende ätherische Öle destilliert:

- *Petit Grain Bergamotte:* für entspannende, harmonisierende Massagen, Körperöle und Cremen;
- *Petit Grain Mandarine:* sehr ausgleichend bei Stress, großen Belastungen, Demenz;
- *Petit Grain Clementine:* für entspannende Massagen, besonders bei Kindern;
- *Petit Grain Zitrone / Petit Grain Citronnier:* ausgleichend und beruhigend, besonders für den Verdauungstrakt (Massage).

Jedes dieser ätherischen Öle hat ein ganz spezielles Duftprofil.

# 36
# Pfefferminze

*Mentha piperita L.*

- Pflanzenfamilie:
  Lippenblütler, *Lamiaceae*

  • Spontankreuzung aus *Mentha spicata L.* und *Mentha aquatica* (wird seit dem 17. Jh. gezüchtet)

- Zur Unterscheidung (Varietäten):
  • Spearmint, Krauseminze, *Mentha spicata L.*
  • Nanaminze, marokkanische Minze, *Mentha viridis var. nana L.*
  • Ackerminze, *Mentha arvensis L.* (hat einen sehr hohen Mentholgehalt, der auskristallisieren kann)
  • Bergamotteminze, Zitronenminze, *Mentha citrata EHRH.* (hat keinen Bezug zu Bergamotte, *Citrus aurantium ssp. bergamia L.)*
  • Poleiminze, *Mentha pulegium L.* (enthält 55–75 % Monoterpenketone, ist daher ein Therapieöl!)
  • Es gibt noch weitere Varietäten, aus denen ätherische Öle gewonnen werden.

- Wichtigste Anbaugebiete:
  Frankreich, Marokko, Ägypten, Nepal

- Pflanzenteile: Kraut

- Gewinnungsverfahren:
  Wasserdampfdestillation

- Ertrag: 1–3 %

- Duftnote: Kopfnote

- Duftprofil: frisch, kühl, strahlend

- Wichtige Inhaltsstoffe:
  • Monoterpene 5–15 %
  • Monoterpenalkohole 15–40 % (Menthol)
  • Ester 5–10 %
  • Oxide 5–10 %
  • Ether bis 5 % (Menthofuran)
  • Monoterpenketone 20–30 % (Menthon)

- Wirkungsweise:
  antiseptisch, antiviral, antimykotisch, entzündungshemmend, lokalanästhetisch, kühlend,krampflösend, konzentrationsfördernd, kreislaufanregend, kreislaufbedingte Sehstörungen (siehe Tipp), verdauungsfördernd, blähungshemmend, körperlich und geistig belebend, vertreibt Insekten.

- Indikation:
  akute Infekte der oberen Atemwege, Neuralgie, Herpes simplex, Gürtelrose, »Wetterfühligkeit«, Kopfschmerzen, Migräne, Menstruationsschmerzen, Bauch-, Leber-,

Gallen- und Darmprobleme, Übelkeit nach fettem Essen, rheumatische Beschwerden, Insektenstiche.

Anwendung:
- Bei Übelkeit nach einer Narkose und oder während der Chemotherapie: 1 Tr. Pfefferminze oder Zitrone aufs Taschentuch geben und daran schnuppern.
  Falls Sie das ätherische Öl von Ingwer* lieben, können Sie auch dies verwenden.
- Bei Kopfschmerzen verwendet man nach Möglichkeit Nanaminze.
  Sie enthält kein Menthol, dafür Terpineol-4.

Zur Beachtung:
- Nicht in Bädern anwenden! Das Menthol reizt die erwärmte Haut und kann zu Atem- und Bronchialproblemen, sogar zu einem Kollaps führen.
- Pfefferminze ist ein idealer »Krampflöser« bei Magen-Darm-Problemen. Wegen des Inhaltsstoffes Menthofuran nur äußerlich anwenden; kann lebertoxisch wirken!
- Bei Kindern unter 6 Jahren nur Bergamotteminze verwenden (enthält 60 % Ester und keine Ketone).
- Bei homöopathischen Behandlungen nur in Absprache mit dem Arzt verwenden: Pfefferminze kann als Antidot wirken, ebenso wie der Tee.

Tipp:
- »Erfolgsmischung« für Ohrmassage: 5 ml Jojobaöl mit je 5 Tr. Nanaminze, Eucalyptus citriodora, Lavendel. Die Durchblutung wird angeregt, dadurch verbessert sich auch die Sehfähigkeit. (Anwendung siehe *»Sanfte Massage mit ätherischen Ölen«* von Monika Werner.)

* Das ätherische Öl Ingwer *(Zingiber officinalis ROSC.)* wird durch Wasserdampfdestillation der Wurzel gewonnen. Es hat eine sehr ausgleichende Wirkung durch seinen hohen Sesquiterpengehalt.

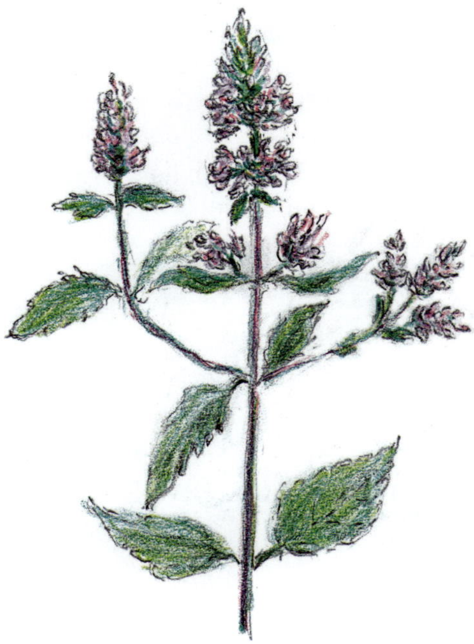

# 37
# Ravensara aromatica

*»Ravintsara«*

*Ravensara aromatica* SONNERAT

- Pflanzenfamilie:
  Lorbeergewächse, *Lauraceae*

- Zur Unterscheidung (Varietät):
  - *Ravensara anisata* P. DANFUSY (die getrocknete Rinde wird destilliert; Inhaltsstoffe und Anwendungen ähnlich wie beim ätherischen Öl von Anissamen)

- Wichtigste Anbaugebiete:
  Madagaskar

- Pflanzenteile: frische Blätter

- Gewinnungsverfahren:
  Wasserdampfdestillation

- Ertrag: 0,7–1%

- Duftnote: Kopfnote

- Duftprofil: klar, frisch

- Wichtige Inhaltsstoffe:
  - Monoterpene 15–25% ($\alpha$-Pinen)
  - Monoterpenalkohole 5–15% (Terpineol-4)
  - Sesquiterpene 1%
  - Phenole 5% (Eugenol)
  - Ether bis 3,5% (Methyleugenol)
  - Oxide bis 60% (1,8-Cineol)

- Wirkungsweise:
  antiseptisch, antibakteriell, sehr antiviral, antimykotisch, entzündungshemmend, auswurffördernd, angstlösend, stärkend, belebend, klärend, wirkt als Nerventonikum.

- Indikation:
  Grippeinfektionen, Bronchitis, Darmentzündung, virale Hepatitis, Herpes simplex, Gürtelrose, Varizellen, Mykosen, psychische Unausgeglichenheit, Schlafstörungen, Angst, Mutlosigkeit, Stress.

- Anwendung:
  - Unterstützend – während einer Antibiotikabehandlung – Bauchmassage: Johanniskrautöl mit Lavendel, Ravensara aromatica, Teebaum, Manuka, Palmarose, Rosengeranie, Melisse 100%, als ½–1% Mischung.

- Bei Gürtelrose Mischung auf die betroffenen Stellen auftragen: zu Beginn 30 ml Inophyllum calophyllum mit je 10 Tr. Ravensara aromatica, Manuka, Pfefferminze (unbedingt vor der Behandlung einen Test in der Ellbeuge durchführen).
  Spätere Anwendung: 50 ml Johanniskrautöl mit 10 Tr. Lavendel, 2 Tr. Rose 100 % und evtl. 1 Tr. röm. Kamille.
  Rosencreme wirkt auch sehr kühlend und beruhigend (siehe Monografie 38).
- In Stresssituationen je 1 Tr. Ravensara aromatica und Bergamotte oder Petit Grain Bergamotte aufs Taschentuch geben und daran schnuppern.

Zur Beachtung:

- »Starkes« Öl!
- Bei Schwangerschaft nicht anwenden, da vorzeitig Wehen ausgelöst werden können.
- Bei Kindern erst ab dem 6. Lebensjahr vorsichtig verwenden.

Tipp:

- Bei Bronchialbeschwerden und Husten: Eine Mischung von Ravensara anisata und aromatica mit Lavendel als Erkältungsduft in die Duftlampe geben, als Badezusatz oder für Einreibungen verwenden.

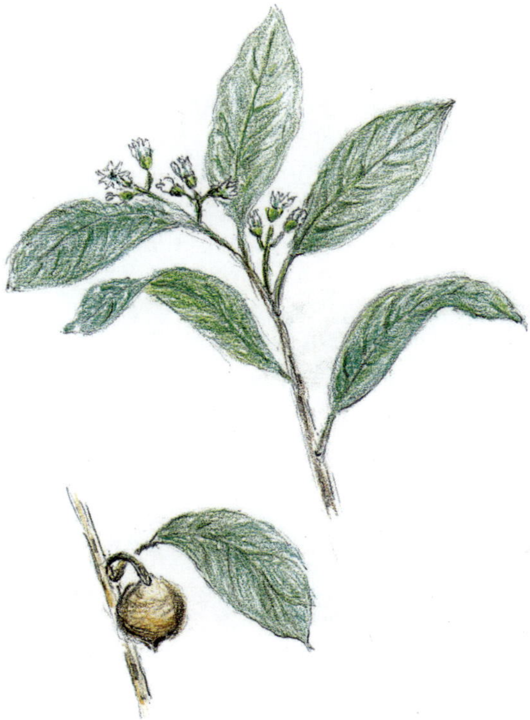

# 38
# Rose 100 %

*Rosa damascena* MILL.

- Pflanzenfamilie:
  Rosengewächse, *Rosaceae*

- Zur Unterscheidung (Varietät):
  - »hundertblätterige Rose«, *Rosa centifolia* L.

- Wichtigste Anbaugebiete:
  Türkei, Bulgarien, Frankreich, Iran, Marokko, Indien

- Pflanzenteile: Blüten

- Gewinnungsverfahren:
  Wasserdampfdestillation

- Ertrag: bis 0,02 %
  (ca. 5000 kg Blüten ergeben 1 kg ätherisches Öl; ca. 30 Blüten ergeben 1 Tropfen Rosenöl)

- Duftnote: Herznote

- Duftprofil: blumig, süß, weich, honigartig

- Wichtige Inhaltsstoffe:
  - Monoterpene 1–2 %
  - Monoterpenalkohole 65–70 % (Geraniol)
  - Sesquiterpene 1,5 %
  - Sesquiterpenalkohole 1, 5–2 %
  - Phenole 1 %
  - Ester 2–3 %
  - Ether 2 %
  - Aldehyde 1 % (Geranial)
  - Oxide Spuren

  Rosenöl enthält ca. 500 Inhaltsstoffe.

- Wirkungsweise:
  leicht antiseptisch, entzündungshemmend, wundheilend, hautpflegend, hautregenerierend, harmonisierend, entspannend, beruhigend,
  für eine gute Schwangerschaft und Geburt.

- Indikation:
  Allergien, Entzündungen, Cuperose, Ekzeme, Narbenpflege, Herzbeschwerden, Schlafstörungen, Depressionen, Ängste, zur Sterbebegleitung, Trauer.

- Anwendung:
  - Erfolgsrezept für eine Massagemischung allgemeinen Rückenbeschwerden sowie für einen guten Schlaf: 100 ml Johanniskrautöl mit 20 Tr. Lavendel fein und je 1 Tr. Rose 100 % und Rosenholz.
    Dieses Rezept ist ebenfalls geeignet für die Narbenpflege.

- Rosenhydrolatkompressen bei Kopfschmerzen, Augenentzündungen und Glaukomproblemen: Nur reine Hydrolate verwenden, die keinen Alkohol enthalten.
- Rosencreme mit den ätherischen Ölen von marokk., türk. und bulg. Rose 100 % ergibt einen vollkommenen Duft (Herstellung siehe auch Kapitel »Cremen – Salben – Balsame«): 50 ml »Gesichtspflegeöl« und 10 g Bienenwachs erwärmen, in 15-ml-Glastöpfchen je 1 Tr. (mit einer kleinen Pipette) ätherisches Öl von den drei verschiedenen Rosen geben; langsam mit der Ölmischung auffüllen. Wichtig ist, dass man die Creme bei Zimmertemperatur ca. einen Monat reifen lässt, damit sich die Öle miteinander verbinden.

Zur Beachtung:

- Immer vorsichtig dosieren; das Rosenöl wirkt stark im seelischen Bereich.
- Für die Duftlampe und für Parfümmischungen ist das 10 %ige Rosenöl bestens geeignet.
- Das Absolue der Rosa centifolia hat eine andere Zusammensetzung als das destillierte ätherische Öl der Rosa damascena. Beide Arten ergänzen sich zu einer harmonischen Mischung mit 1 Tr. Neroli sizilianisch für die Duftlampe.
- Das Pharmakopoe-Rosenöl »Rosea artif.« ist kein genuines Öl aus pflanzlichem Ursprung; auch das Rosenwasser wird oft mit Aquadest und Rosea artif. hergestellt.

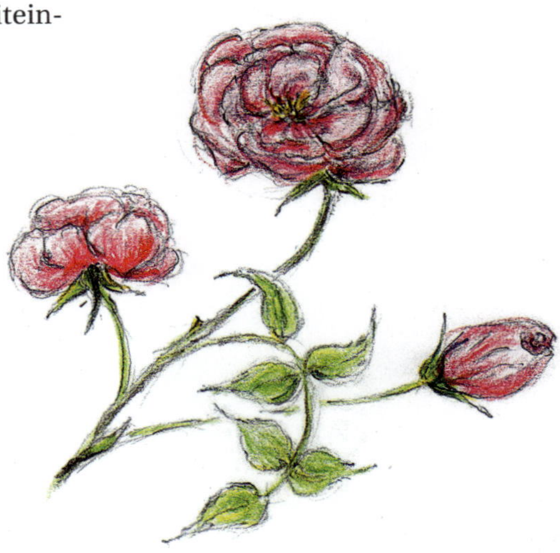

# 39
# Rosenholz

*Aniba rosaeodora* DUCKE

- Pflanzenfamilie:
  Lorbeergewächse, *Lauraceae*

- Wichtigste Anbaugebiete:
  Brasilien

- Pflanzenteile: Holzspäne

- Gewinnungsverfahren:
  Wasserdampfdestillation

- Ertrag: 1%

- Duftnote: Herz-Basis-Note

- Duftprofil: blumig, rosig,
  leicht holzig, frisch

- Wichtige Inhaltsstoffe:
  - Monoterpene 2%
  - Monoterpenalkohole bis 95% (Linalool, Geraniol)
  - Sesquiterpene 1%
  - Aldehyde Spuren
  - Oxide 1%
  - Monoterpenketone Spuren

- Wirkungsweise:
  antibakteriell, antiviral, ausgleichend, harmonisierend, stimmungsaufhellend, aktivierend, tonisierend, belebend, entspannend, hautpflegend.

- Indikation:
  Bronchialprobleme besonders bei Säuglingen, Kindern und alten Menschen, Angstzustände, Schlafstörungen, Unruhe, Erschöpfung, seelische Unausgeglichenheit, Stress.

- Anwendung:
  - Zum Schlafen je 1 Tr. Rosenholz und Zeder aufs Taschentuch geben und daran schnuppern oder auf den Aromastone tropfen; Variante: 1 Tr. Rosenholz und 2 Tr. Lavendel fein.
  - »Relax-Mischung« vermittelt Wohlbefinden bei Verspannungen für Bäder und Massagen: je 3 Tr. Rosenholz, Zeder, Lavendel, je 2 Tr. Rosengeranie, Muskatellersalbei, und je 1 Tr. Koriander* Rose 100%.

Zur Beachtung:

- Das ätherische Öl von Rosenholz wird heute aus staatlich kontrollierten Kulturen gewonnen mit der Garantie der nachhaltigen Aufforstung. Für die Destillation werden Holzspäne aus dem Restholz der Möbelindustrie verwendet.
- Das ätherische Öl von Linaloeholz *(Bursera delpechiana* POISS.*)* wird oft als Ersatz für Rosenholz angewendet. Es eignet sich für Massagen und Bäder, hat ähnliche Inhaltsstoffe wie Rosenholz (zusätzlich ca. 3 % Oxide) und duftet daher etwas herber. Es ersetzt die therapeutische Wirkung von Rosenholz jedoch nicht.

• Tipp:

- Rosenholz ist eine verbindende Note in Parfümmischungen.

* Das ätherische Öl Koriander *(Coriandrum sativum* L.*)* entsteht durch Destillation der *Samen*, hat einen hohen Monoterpenalkoholgehalt, einen würzigen Geruch und gibt ausgewogene Mischungen. Vorsicht: Es gibt auch ein ätherisches Öl aus Koriander*kraut*, das völlig andere Inhaltsstoffe enthält.

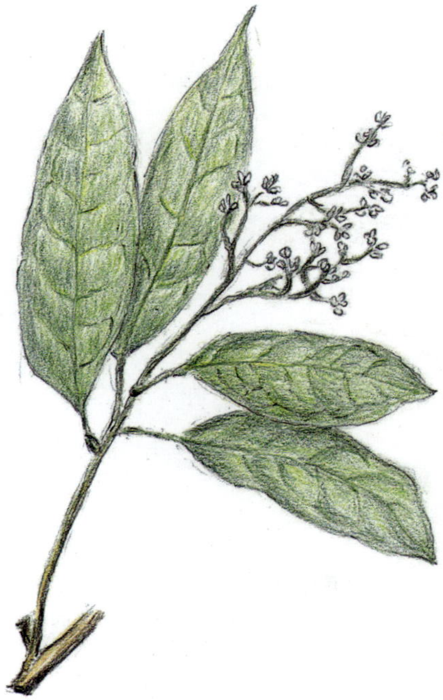

# 40
# Rosmarin

*Rosmarinus officinalis* L.

- Pflanzenfamilie:
  Lippenblütler, *Lamiaceae*

- Zur Unterscheidung
  (Chemotypen, Anbaugebiete):
  - Rosmarin Cineol: Marokko
  - Rosmarin Verbenon: Korsika
  - Rosmarin Kampfer (mild): Frankreich, Portugal
  - Rosmarin Kampfer (stark): Spanien

- Pflanzenteile: blühende Zweige

- Gewinnungsverfahren:
  Wasserdampfdestillation

- Ertrag: 1%

- Duftnote: Kopfnote

- Duftprofil: krautig, kampferig, frisch

- Wichtige Inhaltsstoffe
  (Rosmarin Cineol):
  - Monoterpene 30%
  - Monoterpenalkohole 3% (α- und β-Pinene, Limonen)
  - Sesquiterpene 3% (Terpineol-4)
  - Ester 1–2%
  - Oxide 40–50%
  - Monoterpenketone 7–10% (Kampfer)

- Wirkungsweise:
  antibakteriell, stärkend, stimulierend, leicht blutdrucksteigernd, wärmend, schleimlösend, lässt besser durchatmen, regt Leber und Galle, Verdauungs- und Ausscheidungsorgane an.

- Indikation:
  Grippe, Atemwegserkrankungen, Erkältungskrankheiten, Muskelschmerzen, Rheuma, ungenügende Blutzirkulation, Übelkeit, Leber- und Gallenprobleme, Erschöpfung, Konzentrationsschwäche, Kopfschmerzen, Akne, Couperose.

- Anwendung:
  - Anregender, konzentrationsfördernder Duft: Rosmarin Cineol, Zitrone und Bergamotte.
  - Bei Alkoholproblemen oder nach durchzechter Nacht tut ein Rosmarinbad gut.

- In jede Rheumamischung gehören: Das ätherische Öl von Wiesenkönigin – 20 % Mädesüß *(Filipendula ulmaria* MAXIM.*)* wird über 80 % Rosmarin officinalis destilliert (Codestillation) – und/oder das ätherische Öl von Wintergrün *(Gaulteria fragrantissimum* WALL.*)*. Der wesentliche Wirkstoff von beiden Ölen ist ein Ester – eine Salicylsäureverbindung. Daher sollte man diese ätherischen Öle bei Überempfindlichkeit gegenüber Methylsalicylat nie anwenden.

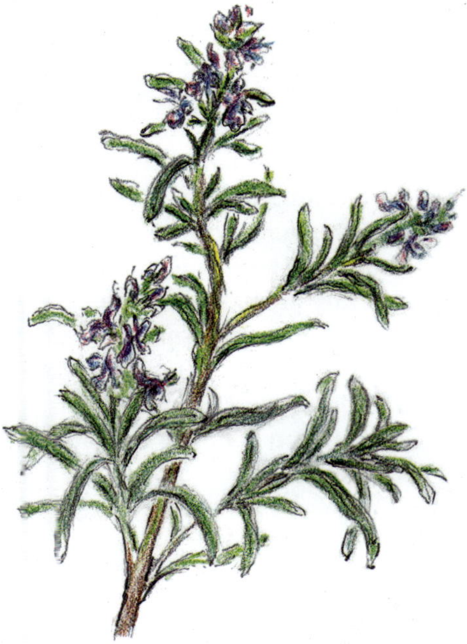

Zur Beachtung:

- Bei Rosmarin ist generell eine Blutdruckkontrolle angezeigt!
- Rosmarin Cineol ist der verträglichste Typ.
- Rosmarin Verbenon wirkt bei Frauen im Klimakterium besonders ausgleichend (die Inhaltsstoffe sind sehr ausgewogen: ca. 10 % Ester und wenig Oxide).
- Rosmarin Kampfer darf nie bei Bluthochdruck und Neigung zu Epilepsie angewendet werden!

Tipp:

- Rosmarin zur Räucherung verwendet, ist der »Weihrauch der Armen«.

# 41
# Sandelholz

*Santalum album* L.

- Pflanzenfamilie:
  Sandelholzgewächse, *Santalaceae*

- Wichtigste Anbaugebiete:
  Indien (Mysore)

- Pflanzenteile: Kernholz,
  fein geraspelt

- Gewinnungsverfahren:
  Wasserdampfdestillation.
  • Sandelholz hat eine Destillationszeit von bis zu 80 Stunden.

- Ertrag: 4–5 %

- Duftnote: Herz-Basis-Note

- Duftprofil: exotisch, süß, holzig

- Wichtige Inhaltsstoffe:
  • Sesquiterpene 5–10 % (Santalen)
  • Sesquiterpenalkohole 90 % (Santalol)
  • Lactone Spuren

- Wirkungsweise:
  antibakteriell bei Strepto- und Staphylokokken etc., antiviral, krampflösend, den Lymphfluss anregend, harmonisierend, immunstimulierend, hormonartige Wirkung, hautpflegend, Aphrodisiakum, hat eine tiefe Schwingung und wirkt beruhigend und ausgleichend.

- Indikation:
  Bronchialprobleme, Blasenschwäsche, Harnwegsentzündungen, Venenprobleme, Hautprobleme, Akne, Ekzeme, Allergien, Stress, Rastlosigkeit, Pubertätskrisen, hormonelle Disharmonien, Depressionen, psychische Erkrankungen, Ängste, Schlaflosigkeit.

- Anwendung:
  • Massage, Bad, Aromakosmetik.
  • Immunstärkendes Öl für Kinder ab 6 Jahren: 100 ml Johanniskrautöl mit 8 Tr. Lavendel fein, je 4 Tr. Manuka, Bergamotte und je 2 Tr. Sandelholz und Neroli, abends Rücken, Brustbereich oder Füsse sanft einreiben

- Nach einem strengen Arbeitstag ein Bad mit Sandelholz, Patchouli*, Bergamotte, Petit Grain Bergamotte und Orange.
- Für Parfüm: Niedrig dosieren, der Duft hält sich über Tage.

Zur Beachtung:

- Echtes Sandelholzöl stammt aus Mysore, Ostindien. Der Sandelholzbaum muss 30 Jahre alt sein, bis er gutes ätherisches Öl ergibt. Die indische Regierung verpflichtet die Produzenten, für jeden gefällten Baum eine Neuanpflanzung vorzunehmen. Wir sind aufgerufen, sorgfältig und sparsam mit Sandelholzöl umzugehen.
- Westindisches Sandelholzöl gewinnt man von dem Baum Amyris *(Amyris balsamifera L.)*, einem Rautengewächs *(Rutaceae)*.
- Die ätherischen Öle von Amyris und Sandelholz gemischt ergeben einen sehr ausgewogenen Duft, der sich längere Zeit hält.
- »Rosen Attar« ist eine Codestillation von Rosa damascena und Sandelholz (Santalum album). Es hat einen sehr speziellen Duft und eignet sich für die Duftlampe und für Massagen.

Hinweis:

- Sandelholz ist das Ritualöl der Inder.

* Das ätherische Öl Patchouli *(Pogostemon cablin BENTH.)* wird durch Destillation aus getrockneten Blättern gewonnen. Es hat einen hohen Anteil an Sesquiterpenalkoholen.
Mit seinem erdigen, balsamischen Duft wirkt es sehr entspannend und stimmungshebend.

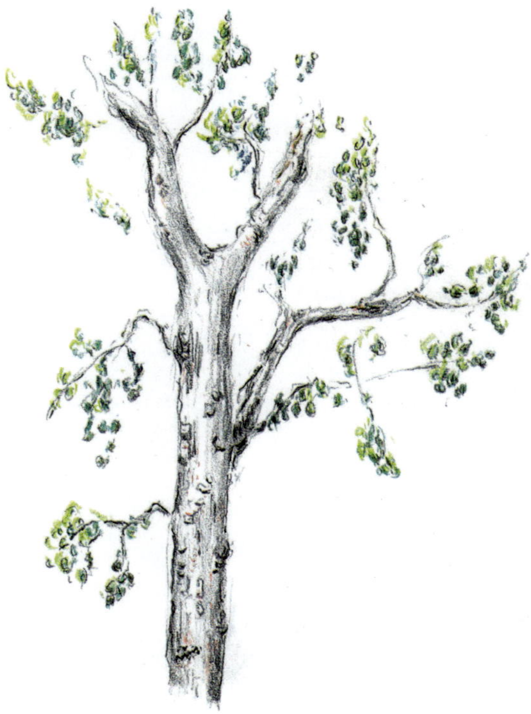

# 42
# Teebaum

»Tea Tree«

*Melaleuca alternifolia* CHEL.

- Pflanzenfamilie:
  Myrtengewächse, *Myrtaceae*

  • Echter Teebaum aus Wildsammlung (»bush oil«) oder aus Kulturen.

- Zur Unterscheidung (Varietäten):
  • Cajeput, *Melaleuca cajeputi* POWELL / *Melaleuca leucadendron* L.
  • Niauli, *Melaleuca quinquinervia* CAV.

- Wichtigste Anbaugebiete:
  Australien, Afrika, Neuseeland

- Pflanzenteile: Blätter, Zweige

- Gewinnungsverfahren:
  Wasserdampfdestillation

- Ertrag: 1–2 %

- Duftnote: Herznote

- Duftprofil: holzig, frisch, »medizinisch«

- Wichtige Inhaltsstoffe:
  • Monoterpene 30–40 %
  • Monoterpenalkohole 40–45 % (Terpineol-4)
  • Sesquiterpene 5–10 %
  • Oxide 3–5 % (1,8-Cineol)

- Wirkungsweise:
  antiseptisch, antiviral, antimykotisch, entzündungshemmend, juckreiz- und schmerzlindernd, physisch und psychisch stärkend, immunstärkend, durchblutungsfördernd, die Nierentätigkeit anregend (Terpineol-4), Aquarese, wirkt gegen Läuse und Parasiten.

- Indikation:
  Erkältungen, Nebenhöhlenprobleme, Zahnfleischprobleme, Unterleibs- und Harnwegserkrankungen, Herpes an den Lippen und im Urogenitalbereich, Erschöpfungszustände, Rekonvaleszenz, Darminfektionen, Pilze (Candida albicans, Fußpilz), Warzen, Insektenstiche.

Anwendung:

- Bei Durchfall Unterbauch und untere Rückenpartie einreiben mit der Mischung aus 20 ml Sesamöl mit je 2 Tr. Teebaum, röm. Kamille, Majoran, Sandelholz und Rosengeranie.
- Zur Stomapflege die Haut mit Teebaumhydrolat reinigen und die entzündliche Austrittstelle mit einer Anti-Pilz-Mischung (siehe Monografie 34) abtupfen.
  Der Alkoholzusatz im Hydrolat verursacht dabei keine Probleme!
- Anti-Läuse-Shampoo: 100 ml neutrale Seifengrundlage, je 10 Tr. Teebaum, Rosengeranie, Lavendel extra oder Lavandin und 1 Tr. Cistrose (Rezept: D. Hamm, Apothekerin).
  Wichtig: nur genuine ätherische Öle verwenden.
  Wenn Kissen, Kuscheltiere und Mützen mitbehandelt werden, ist der Erfolg gewährleistet!

Zur Beachtung:

- Bei unverdünnter Anwendung auf der Haut können ausnahmsweise allergische Reaktionen auftreten. Daher ist ein Verträglichkeitstest in der Ellenbeuge ratsam!
- Auch das reinste Öl kann sich beim Alterungsprozess verändern: Es bildet sich das sensibilisierend wirkende Ascaridol, darum wird Teebaumöl oft als hautreizend eingestuft.

Hinweis:

- Das ätherische Öl von Teebaum war bis zum Ersten Weltkrieg *das* »Antibiotikum«.

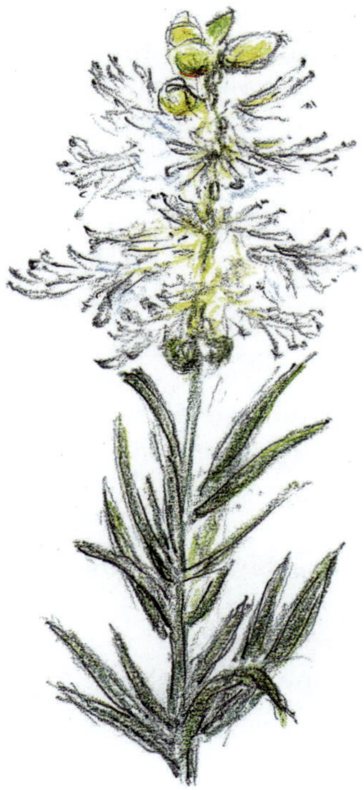

# 43
# Thymian

*Thymus vulgaris* L.

- Pflanzenfamilie:
  Lippenblütler, *Lamiaceae*

- Zur Unterscheidung (Chemotypen/andere Pflanzenart, Anbaugebiete):
  - Thymian Linalool (Alkoholtyp) »Zitronenthymian«
  - Thymian Geraniol (Alkoholtyp)
  - Thymian Thujanol (Alkoholtyp)
  - Thymian provençale, *Thymus vulgaris* L.: wächst wild in der Provence und ist ein Alkoholtyp.
  - Thymian Thymol (Phenoltyp)
  - Thymian Carvacrol (Phenoltyp)
  - Türkischer Thymian, Feldthymian, *Thymus serphyllum pulegoides* L.: ist in der Türkei beheimatet und ist ein Phenoltyp.
  - Eine Thymianart (d. h. kein Majoran!) ist der wilde, spanische oder portugiesische Majoran, *Thymus mastichina* L.

- Wichtigste Anbaugebiete:
  Frankreich, Türkei, Bosnien, Deutschland

- Pflanzenteile: blühendes Kraut

- Gewinnungsverfahren:
  Wasserdampfdestillation

- Ertrag: 2–5 %

- Duftnote: Herz-Basis-Note

- Duftprofil: blumig, zitronig, würzig

- Wichtige Inhaltsstoffe (Thymian Linalool):
  - Monoterpene 5 %
  - Monoterpenalkohole –75 % (Linalool, Geraniol)
  - Phenole Spuren
  - Ester –20 % (Linalylacetat)

- Wirkungsweise:
  antibakteriell bei Staphylococcus aureus etc., antiviral, antimykotisch, auswurffördernd, schleimlösend, immunstärkend, verdauungsfördernd, krampflösend, klärend, tonisierend,
  desinfizierend in Räumen, vertreibt Insekten.

- Indikation:
  zur Wundbehandlung, Erkältungskrankheiten, Nebenhöhlenprobleme, Atemwegserkrankungen, Lungentuberkulose, Husten, Keuchhusten, Darm- und Harnwegserkrankungen (Colibazillen), Warzen: Thymian Thymol.

Anwendung:
- Vorbeugende Mischung in Grippezeiten für Duftlampe oder Bad: 2–3 Tr. Thymian (Alkoholtyp) und je 2 Tr. Lavendel, Angelika und Zitrone.
- Thymian nie bei Schilddrüsen*über*funktion verwenden, bei Schilddrüsen*unter*funktion kann er allerdings anregend wirken.

Zur Beachtung:
- Thymian Geraniol hat fast die gleichen Inhaltsstoffe wie Thymian Linalool, jedoch mit Spuren von Aldehyd Geranial.
- Thymian Thujanol ist besonders mild und verträglich, mit einer breiten antimikrobiellen Wirksamkeit (besonders bei Chlamydia und Tuberkulose).
- Phenole sind schon in Spuren hochwirksam; sie sind leberirritierend und können hormonelle Störungen bewirken. Daher nicht länger als 2–3 Wochen anwenden
- Die Phenoltypen sind bei Disposition zu Bluthochdruck, Glaukom und Epilepsie zu meiden.
- Das Pharmakopoe-Thymianöl enthält 30–60 % Phenole und entspricht den Chemotypen Thymol und Carvacrol.

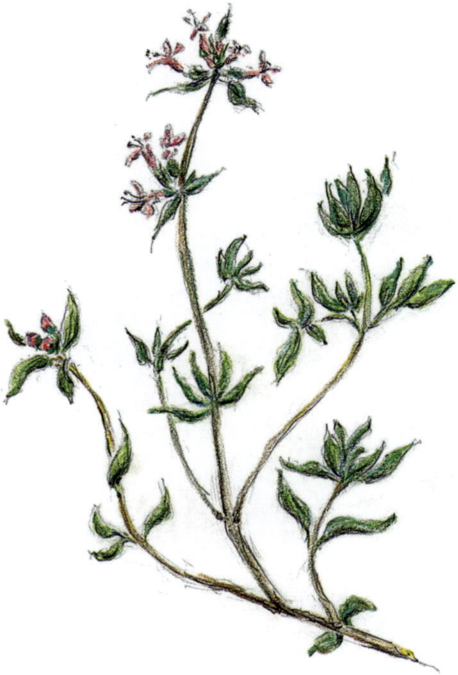

# 44
# Vetiver

*Vetiveria zizanoides* L.

- Pflanzenfamilie:
  Süßgräser, *Poaceae/Graminaceae*

- Wichtigste Anbaugebiete:
  El Salvador, Indien, Indonesien, Insel Réunion, Haiti, Brasilien, Java

- Pflanzenteile: Wurzeln

- Gewinnungsverfahren:
  Wasserdampfdestillation

- Ertrag: 2 %

- Duftnote: Basisnote

- Duftprofil: dunkel, erdig, tief balsamisch

- Wichtige Inhaltsstoffe:
  - Sesquiterpene bis 80 %
  - Sesquiterpenalkohole bis 18 %
  - Sesquiterpenketone/Triketone 2–5 %

- Wirkungsweise:
  ausgleichend, stabilisierend, erdend, immunstimulierend, zellregenerierend, hautpflegend, durchblutungsfördernd, tonisierend, führt zur eigenen Mitte.

- Indikation:
  Blutdruckunregelmäßigkeiten, Schlafstörungen, Herzprobleme, Leber- und Bauchspeicheldrüsenprobleme, Suchtprobleme, Anorexia nervosa, psychische Unausgeglichenheit.

- Anwendung:
  - Bei Bluthochdruck ein Bad oder leichte Ganzkörpermassage mit mit den ätherischen Ölen von Vetiver, Lavendel, Majoran, Ylang Ylang, Petit Grain Mandarine, Neroli, Melisse und evtl. Muskatellersalbei; die Düfte je nach Vorliebe zusammenmischen.

- Bei Anorexia nervosa Öl für vorsichtige Solarplexus-Einreibung: 50 ml Jojobaöl mit je 1 Tr. Vetiver, Tuberose 100 %* und 5 Tr. Grapefruit; oder die ätherischen Öle in 5 ml Jojobaöl geben und als Parfüm anwenden.
- Bei Appetitlosigkeit regt eine Riechflasche mit Grapefruit, Petit Grain Orange und Bergamotte die Magensäfte an.

- Tipp:
- Das ätherische Öl von Vetiver ist besonders geeignet für Sanguiniker – eine grosse Hilfe zum »Erden«.

* Das ätherische Öl von Tuberose, »Nachthyazinthe« *(Polianthes tuberosa L.)*, aus der Familie der Amaryllisgewächse, hat als Blütenabsolue einen schweren, intensiven, süßen Duft und ist nur in hoher Verdünnung anwendbar (Tuberose 5 % in Alkohol gelöst).

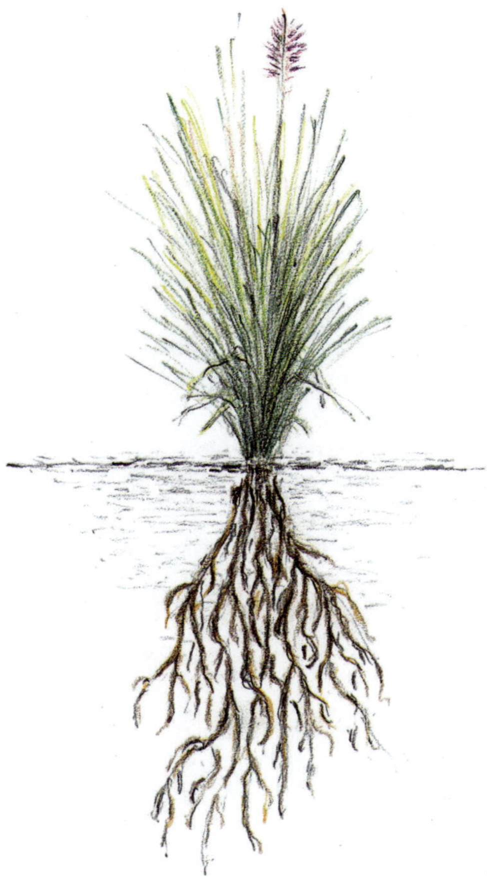

## 45
# Wacholderbeere

*Juniperus communis* L.

- Pflanzenfamilie:
  Zypressengewächse, *Cupressaceae*
- Wichtigste Anbaugebiete:
  Kroatien, Frankreich, Italien, Österreich
- Pflanzenteile: Beeren
- Gewinnungsverfahren:
  Wasserdampfdestillation
- Ertrag: 0,8–1%
- Duftnote: Kopfnote
- Duftprofil: fruchtig, kräftig
- Wichtige Inhaltsstoffe:
  - Monoterpene 60–70% (α- und β-Pinene)
  - Monoterpenalkohole 5–10% (Terpineol-4)
  - Sesquiterpene 10–15%
  - Sesquiterpenalkohole Spuren
  - Ester Spuren
  - Aldehyde Spuren
  - Monoterpenketone Spuren
- Wirkungsweise:
  antibakteriell, entzündungshemmend, verdauungsfördernd, Leber, Galle und Bauchspeicheldrüse anregend, steinlösend, reinigend, entschlackend, entgiftend, die Ausscheidung anregend (Terpineol-4), Aquarese.
- Indikation:
  Atemwegserkrankungen, Bronchitis, Erkältungen, Verdauungsbeschwerden, Leber- und Bauchspeicheldrüsenunterfunktion, Nieren- und Gallensteine, Blasenentzündungen, Krampfadern, Cellulite, Muskelverspannungen, Rheuma, Arthritis, Polyarthritis, Ischias, niedriger Blutdruck, körperliche und geistige Erschöpfung, Schwäche.
- Anwendung:
  - Körperöl mit entgiftender Wirkung: 50 ml Sesam- oder Olivenöl mit 5 Tr. Wacholderbeere, je 4 Tr. Lavendel, Petit Grain Bergamotte und Zitrone.
  - Rheumamischung für sanfte Einreibungen: 100 ml Johanniskrautöl mit je 7 Tr. Cajeput, Lavendel extra, je 3 Tr. Majoran, Wacholderbeeren, je 1 Tr. Koreander, Ingwer, Rose 100%.

- Bei Blasenentzündungen 2 × täglich Kompressen auf den Unterbauch mit 4–5 Tr. einer Mischung von je 10 Tr. Bergamotte, Sandelholz, Lavendel extra, Teebaum, Eucalyptus radiata und Wacholderbeere.

Zur Beachtung:

- Das ätherische Öl Wacholder, das aus Zweigen und Beeren destilliert wird, enthält 85 % Monoterpene und ist darum weniger für Massagen geeignet.
- Das ätherische Öl Cade *(Juniperus oxycedrus L.)* ist ein ideales Öl bei Hauterkrankungen; es hat sehr ausgewogene Inhaltsstoffe (Sesquiterpene und Sesquiterpenalkohole).

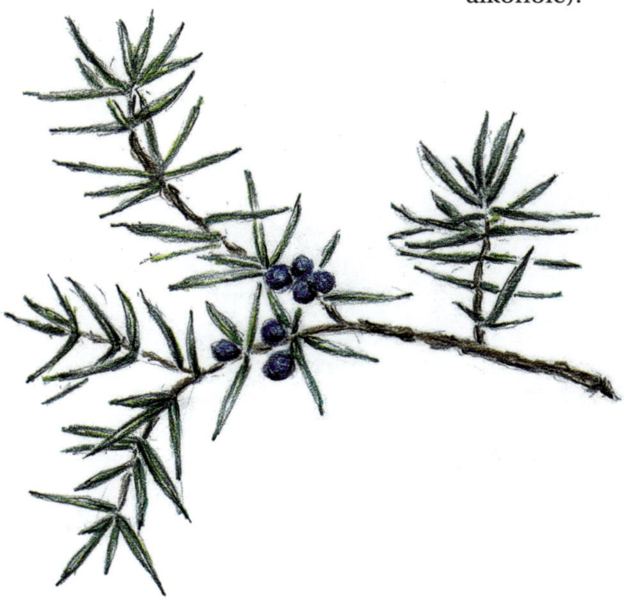

# 46
# Weißtanne

*Abies alba* MILL.

- Pflanzenfamilie:
  Kieferngewächse, *Pinaceae*

- Zur Unterscheidung
  (Varietäten, Anbaugebiete):
  • Riesentanne, *Abies grandis* LINDEL.: Frankreich
  • Himalayatanne, *Abies spectabilis* SPACH.: Nepal
  • Balsamtanne, *Abies balsamea* MILL.: Kanada

- Wichtigste Anbaugebiete:
  Frankreich

- Pflanzenteile: Zweige, Nadeln

- Gewinnungsverfahren:
  Wasserdampfdestillation

- Ertrag: 0,7–1%

- Duftnote: Kopf-Herz-Note

- Duftprofil: frisch, klar, würzig

- Wichtige Inhaltsstoffe:
  • Monoterpene 80–95% (α- und β-Pinene, Limonen, Phelandren)
  • Monoterpenalkohole bis 2,5%
  • Sesquiterpene bis 2,5%
  • Ester bis 10%
  • Oxide 0,2%

- Wirkungsweise:
  stark antiseptisch, stimulierend, erwärmend, Kraft und Stärke vermittelnd.

- Indikation:
  akute und chronische Bronchitis, Erschöpfung, Schwäche, Asthenie (schnelle Ermüdbarkeit, Kraftlosigkeit).

Anwendung:

- Für gutes Raumklima und Reinigung der Atmosphäre: Duftlampe, Raumspray.
- Erkältungsbalsam »Koniferencreme« (Herstellung siehe Kapitel »Cremen – Salben – Balsame«): 150 ml Basisöl, 30 g Bienenwachs mit 4 Tr. Lavendel, je 2 Tr. Benzoe, Cajeput, Eucalyptus citriodora und radiata, Zeder und je 1 Tr. Weißtanne, Thymian Thujanol, Angelika, Alant*, Rose 100 %. Die verschiedenen Öle ergeben eine gute Synergie, und diese Mischung hat sich sehr bewährt.

Tipp:

- Der ideale Duft für Advent und Weihnachten.

* Das ätherische ÖL von Alant *Inula graveolens* L. mit seinen Inhaltsstoffen Monoterpene, Monoterpenalkohole, Ester begünstigt eine synergistische Wirkungsweise.

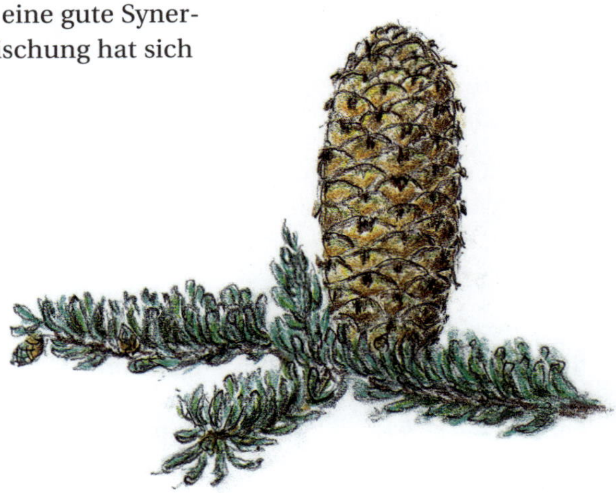

# 47
# Ylang Ylang

*Cananga odorata forma genuina* LAM.

- Pflanzenfamilie: Schuppenapfelgewächse, *Annonaceae*

- Zur Unterscheidung (Subspezies/Anbaugebiet):
  - Cananga, *Cananga forma macrophylla* LAM.: Java

- Wichtigste Anbaugebiete: Madagaskar, Insel Réunion, Komoren, Indien

- Pflanzenteile: Blüten

- Gewinnungsverfahren: Wasserdampfdestillation.
  - Ylang Ylang ist in fünf Qualitäten erhältlich – mit jeweils verschiedenen Inhaltsstoffen, die innerhalb bestimmter Destillationszeiten gelöst werden:
    Ylang Ylang extra: blumige Note (ca. 1 Stunde);
    Ylang Ylang I; Ylang Ylang II;
    Ylang Ylang III;
    Ylang Ylang komplett
    (ca. 20 Stunden).

- Ertrag: 2 %

- Duftnote: Herznote

- Duftprofil: sehr süß, warm, betörend, sinnlich

- Wichtige Inhaltsstoffe (Ylang Ylang komplett):
  - Monoterpene 1 %
  - Monoterpenalkohole 5–7 %
  - Sesquiterpene 60–70 %
  - Sesquiterpenalkohole 3–5 %
  - Phenole Spuren (Eugenol)
  - Ester bis 20 %
  - Ether 2–5 %

- Wirkungsweise: antiseptisch, krampflösend, beruhigend, entspannend, blutdrucksenkend, hormonähnliche Wirkung, hautpflegend, zellregenerierend, euphorisierend, Aphrodisiakum.

- Indikation: Magen-Darm-Probleme, Malaria, Krämpfe jeder Art, prämenstruelles Syndrom, Unruhe, Herzbeschwerden, Tachykardie, Bluthochdruck, zur Hautpflege.

→ Anwendung:

- Hilfreiche Mischung für Patienten der Onkologie (Solarplexus-Einreibung): 100 ml Mandelöl mit 6–8 Tr. Lavendel, je 2 Tr. Rosengeranie, Rosenholz, Rose 100 %, Zeder, Neroli, und je 1 Tr. Ylang Ylang, Melisse 100 %.
- Sorgfältig und niedrig dosieren, da eine hohe Dosierung Kopfschmerzen erzeugen kann!
- Bei Bluthochdruck, Bäder oder Massagen mit Ylang Ylang, Muskatellersalbei und Lavendel.

• Tipp:

- Üblicherweise sind zwei der oben genannten fünf Qualitäten erhältlich: Ylang Ylang extra für Duft- und Parfümmischungen sowie Ylang Ylang komplett für Aromaanwendungen.
- Für die Parfümerie sind alle fünf Qualitäten lieferbar.
- Das Absolue von Ylang Ylang zeigt eine würzige und süße Note und ist ein therapeutisches Parfüm.

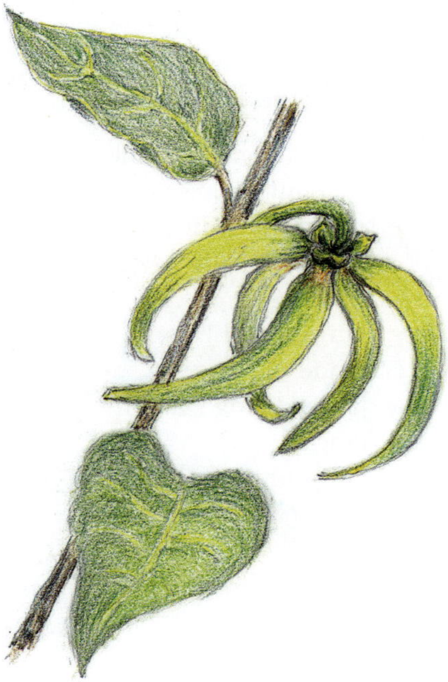

# 48
# Ysop decumbens

»Kriechender Ysop«
*Hysopus officinalis ssp. decumbens L.*

- Pflanzenfamilie:
  Lippenblütler, *Lamiaceae*

• Ysop decumbens wird oft als Bergysop oder Ysop Cineol bezeichnet.

- Wichtigste Anbaugebiete:
  Frankreich, Spanien

- Zur Unterscheidung
  (Varietät, Anbaugebiete):
  • *Hysopus officinalis L.*: Frankreich, Italien

- Pflanzenteile: blühendes Kraut

- Gewinnungsverfahren:
  Wasserdampfdestillation

- Ertrag: 1%

- Duftnote: Kopfnote

- Duftprofil: krautig, würzig, klar

- Wichtige Inhaltsstoffe:
  • Monoterpene 15–20% (α- und β-Pinene)
  • Monoterpenalkohole bis 6%
  • Sesquiterpene 3–7%
  • Ester 1–2%
  • Oxide 50–60% (1,8-Cineol)
  • Monoterpenketone 3–5%

- Wirkungsweise:
  antiseptisch, stark antiviral, auswurffördernd, Herz und Kreislauf stimulierend.

- Indikation:
  infektiöse Bronchitis, Asthma, Heuschnupfen, Grippe, Herpes simplex, Nebenhöhlenprobleme, Tinitus, Hämatome, Nervosität, Angst, depressive Verstimmungen.

- Anwendung:
  • Bad bei physischer und psychischer Unausgewogenheit:
  Eine Hand voll Meersalz mit je 2 Tr. Jasmin sambac, Anden-Eisenkraut, Ysop decumbens und Zeder oder Zypresse mischen.
  • Bei Tinitus (vor allem in der akuten Phase): Meridiane des Ohres einreiben mit einer Mischung von Lavendel, Majoran, Basilikum, Ysop dekumbens und wenig Jasmin sambac.

Zur Beachtung:

- Es ist auf die genaue Angabe der Varietät auf dem Etikett zu achten!
- Wegen des hohen Oxydgehaltes des ätherische Öles bei Kindern nicht anwenden.
- Hysopus officinalis L. hat den neurotoxischen, abortiven Inhaltsstoff Monoterpenketon (45–60 %). Dieser kann eine Epilepsie oder einen Asthmaanfall auslösen. Das ätherische Öl wird oft in feiner Dosierung als Meditationsöl verwendet.
- Ysop decumbens in der Riechflasche hingegen ist hilfreich bei Asthma.

Tipp:

- In der Aromaküche wird Ysop als Gewürz bei fetten Speisen verwendet.
- Schon in Mysterien des Altertums wird Ysop erwähnt: zur Reinigung, Läuterung und als Räucherwerk.
- In alten Heilpflanzenbüchern wird Ysop gegen Ohrensausen beschrieben.

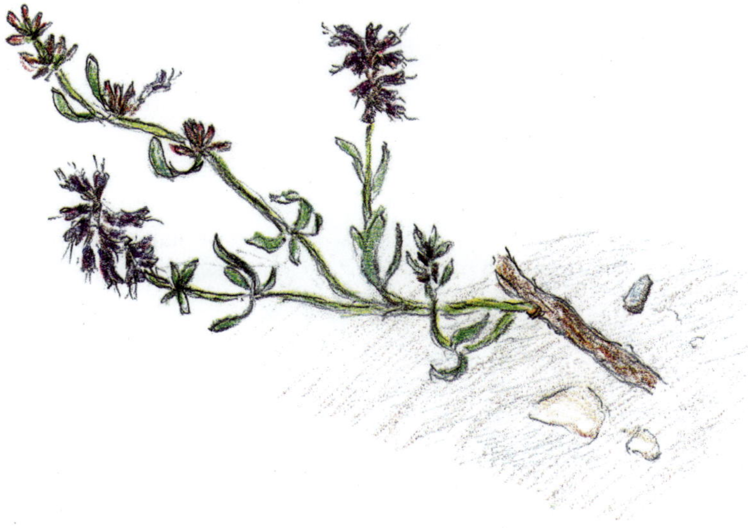

# 49
# Zeder

»Atlaszeder«

*Cedrus atlantica* MANET.

Pflanzenfamilie:
Kieferngewächse, *Pinaceae*

Zur Unterscheidung (Spezies):
- Himalayazeder, *Cedrus deodara* LOUD.

Wichtigste Anbaugebiete:
Marokko, Frankreich

Pflanzenteile: Holzspäne

Gewinnungsverfahren:
Wasserdampfdestillation

Ertrag: 3–5 %

Duftnote: Herz-Basis-Note

Duftprofil: warm, balsamisch, holzig

Wichtige Inhaltsstoffe:
- Sesquiterpene 50–70 %
- Sesquiterpenalkohole bis 30 %
- Oxide 1 %
- Sesquiterpenketone/Triketone 5–10 %

Wirkungsweise:
entzündungshemmend, schmerzlindernd, schleimlösend, auswurffördernd, antiallergisch, beruhigend, angstlösend, aufrichtend, klärend.

Indikation:
Erkältungskrankheiten, Bronchial- und Atemwegserkrankungen, Lungentuberkulose, Asthma, Heuschnupfen, Allergien, trockene Ekzeme, Unruhe, Stress, Angst.

Anwendung:
- Schmerzlindernde Massagemischung sowie für einen entspannenden Schlaf: 50 ml Johannisöl mit je 3 Tr. Zeder, Rosenholz, Lavendel, 1–2 Tonka* und 1 Tr. Rose 100 %.
- Hand- oder Fußmassage mit Lavendel, Zeder und Rosenholz ist beruhigend und angstlösend.
- Die Zeder hat eine ausgewogene Biochemie und ist mit Zitrus- bzw. Agrumenölen und Thymian (Alkoholtypen) sehr fein zu kombinieren. Sie hat eine gute synergistische Wirkung bei Atemwegserkrankungen und Lungentuberkulose.

- In therapeutischer Dosierung ist Zeder unproblematisch: weder neurotoxisch noch abortiv, da sie Triketone enthält und nicht die »starken« Monoterpenketone.
- Die Himalajazeder wird von Kindern sehr geliebt, da sie feiner im Geruch ist – der Inhaltsstoff Oxid fehlt bei ihr.
- Das ätherische Öl Virginiazeder, auch Rotzeder genannt *(Juniperus virginia* L.*)*, aus der Familie der Wacholdergewächse, ist mit seinem starken Sesquiterpenaufbau (ca. 75 %) geeignet für Lymphdrainage bei Venenproblemen.

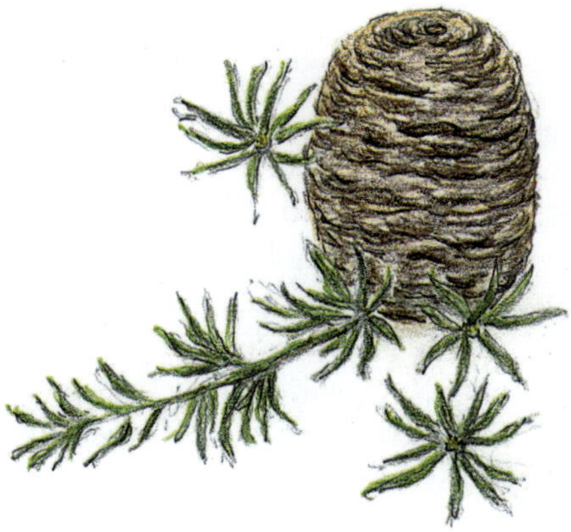

Zur Beachtung:

- Oft werden ätherische Öle von verschiedenen Koniferen, Thuja** und Juniperusgewächsen als Zedernholzöle angeboten, jedoch ohne botanisch korrekte Bezeichnung – darum findet man für das ätherische Öl der Zeder in der Literatur zahlreiche Warnhinweise.

* Das ätherische Öl Tonka *(Dipteryx odorata* WILLD.*)* wird durch Alkoholextraktion der Frucht hergestellt und enthält das schmerzlindernde Cumarin.

** Das ätherische Öl von Thuja, »Lebensbaum« *(Thuja occidentalis* L.*)* hat einen sehr ausgewogenen Duft, ist ein »Schutzöl« und wegen des hohen Anteils an Monoterpenketonen nur therapeutisch anzuwenden.

# 50
# Zitrone

*Citrus limon* L.

- Pflanzenfamilie:
  Rautengewächse, *Rutaceae*

  • Zitrone grün wird aus unreifen, Zitrone gelb aus reifen Früchten gewonnen – mit unterschiedlichen Duftprofilen.

- Zur Unterscheidung (Spezies):
  • Zitratzitrone, Zedratzitrone, *Citrus medica var. limon* L. (seltenes ätherisches Öl, das unter dem Namen »Indian Lime« erhältlich ist; die Frucht wird ansonsten zu Zitronat verarbeitet)

- Wichtigste Anbaugebiete:
  Italien, Israel, Uruguay, China

- Pflanzenteile: Schalen

- Gewinnungsverfahren:
  Kaltpressung

- Ertrag: 0,5 %

- Duftnote: Kopfnote

- Duftprofil: frisch, strahlend, spritzig, klar

- Wichtige Inhaltsstoffe:
  • Monoterpene 85–95 % (α- und β-Pinene, Limonen)
  • Monoterpenalkohole bis 3 %
  • Sesquiterpene bis 4 %
  • Ester bis 1 %
  • Aldehyde bis 3 %
  • Furocumarine Spuren

- Wirkungsweise:
  antiseptisch, antibakteriell bei Streptokokken etc., antiviral, immunstimulierend, konzentrationsfördernd, durchblutungsfördernd, den Fettstoffwechsel anregend, den Stoffwechsel von Leber, Galle und Nieren beeinflussend, leicht adstringierend.

- Indikation:
  Grippe, Infektionen der Atemwege, Halsentzündung, Übelkeit, Magen- und Darmprobleme (Colibakterien), Venenprobleme, Krampfadern, Warzen.

- Anwendung:
  • Pflege der Hand- und Zehennägel: 20 ml Olivenöl mit 16 Tr. Zitrone.
  • Gegen Warzen: Zuerst mit ätherischem Öl von Zitrone betupfen; wenn nach 2 Wochen keine Besserung eintritt, mit einem anderen ätherischen Öl weiterbehandeln:

Teebaum, Manuka, Thymian (Phenoltyp) oder Thuja. Warzen können durch eine Virusinfektion entstehen; Stoffwechselprobleme scheinen sie zu begünstigen.

- Für Raumdesinfektion und eine günstige Raum- und Arbeitsatmosphäre (z. B. für bessere Konzentration am Computer).
- Raumspray mit sehr harmonischem Duft: 100 ml stilles Wasser mit je 10 Tr. Zitrone oder Limette*, Blutorange, Grapefruit, Zirbelkiefer, Douglasfichte, Rosenholz und evtl. 1 Tr. Ylang Ylang.
- Zitrusöle (Agrumenöle) sind hauptsächlich für die Raumbeduftung bestimmt und weniger für Massagen, da Monoterpene oft hautreizend sind und Furocumarine photosensibilisierend wirken.
- Zur Verbesserung der Wasserqualität (z. B. auf Reisen): 1–2 Tr. ätherisches Öl Zitrone kbA in 1 l Trinkwasser geben.
- Im Putzwasser wirkt Zitrone erfrischend und desinfizierend.

Zur Beachtung:

- Phototoxischer Effekt!
- Ätherisches Öl von Petit Grain Citronnier ist eine echte Spezialität. Es wirkt ausgleichend und beruhigend, besonders auf den Verdauungstrakt.

Tipp:

- Auf der Insel Mainau gibt es eine große Sammlung von Zitrusbäumen – der Besuch derselben ist eine Reise wert!

* Das ätherische Öl Limette *(Citrus aurantiifolia* SWINGLE*)*, gewonnen durch Kaltpressung der Schale, hat ähnliche Inhaltsstoffe wie Zitrone; der Duft ist jedoch etwas »runder«.

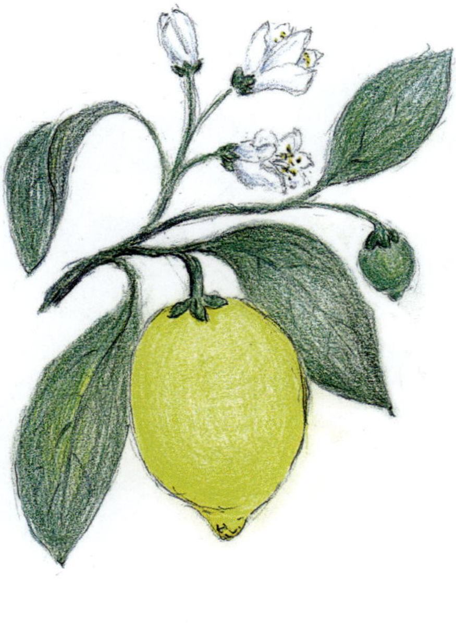

# 51
# Zypresse

*Cupressus sempervirens L.*

- Pflanzenfamilie:
  Zypressengewächse, *Cupressaceae*

- Wichtigste Anbaugebiete:
  Frankreich, Italien

- Pflanzenteile: Zweige, Zapfen

- Gewinnungsverfahren:
  Wasserdampfdestillation

- Ertrag: 1–1,4 %

- Duftnote: Herznote

- Duftprofil: klar, eher herb, holzig, harzig

- Wichtige Inhaltsstoffe:
  - Monoterpene 60–70 % (α- und β-Pinene)
  - Sesquiterpene 5–15 %
  - Sesquiterpenalkohole bis 10 %
  - Diterpenalkohole Spuren

- Wirkungsweise:
  antiseptisch, krampflösend, beruhigend, ausgleichend, klärend, venenstärkend, den Lymphfluss anregend, adstringierend, schweißhemmend, immunstimulierend, hormonähnliche Wirkung, luftreinigend, Insekten und Ungeziefer vertreibend.

- Indikation:
  Bronchitis, Asthma, Husten, Keuchhusten, Heuschnupfen, Stoffwechselprobleme, Prostatabeschwerden, Cellulite, Couperose, Krampfadern, Hämorrhoiden, körperliche und geistige Erschöpfung, psychische Unausgeglichenheit.

Anwendung:

- Zur Lymphdrainage: 50 ml Mandelöl mit je 5 Tr. Zypresse, Lavendel und 2 Tr. Immortelle.
- Mischung für die Duftlampe mit entspannender Wirkung bei Husten und Keuchhusten: je 1 Tr. Lavendel, röm. Kamille, Muskatellersalbei und Zypresse.
  Als Variante kann man von dieser Mischung einige Tropfen auf ein feuchtes Tuch geben und es im Patientenzimmer auf einen Heizkörper legen.
- Bei Heuschnupfendisposition:
  50 ml Jojobaöl mit je 5 Tr. Zypresse, Zeder, Estragon, Kamille wild, 2 Tr. ätherisches Öl von Johanniskraut, als vorbeugende Behandlung 2 × täglich Füsse einreiben.
- Zur Einnahme im akuten Anfall, auf wenig Brot 1–2 Tr. einer Mischung von 5 Tr. Zeder und 10 Tr. Zypresse.
- Als Nasenöl: 1 Tr. dieser Mischung in wenig Mandelöl (Rezept Ruth von Braunschweig).

Zur Beachtung:

- Nicht bei Mastopathien anwenden.

Tipp:

- Zypressenöl eignet sich sehr gut als »Schutzöl« für Menschen, die gerne »zerfließen«.
- Meditationsöl

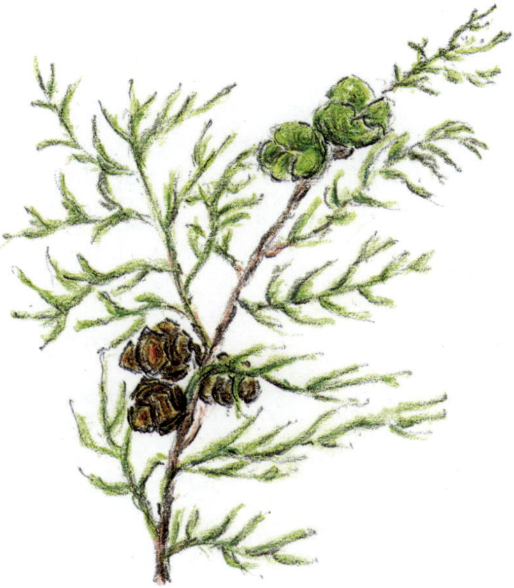

# Liste der im Buch erwähnten ätherischen Öle

*Die Zahlen vor und hinter den Namen beziehen sich auf die Nummerierung der Monografien.*

**Alant** 46
*Inula graveolens* L

**Amyris** 41
*Amyris balsamifera* L.

1 **Angelika** »Engelwurz«
*Angelica archangelica* L.

**Anissamen** 10
*Pimpinella anisum* L.

2 **Basilikum**
*Ocimum basilicum* L.

**Benzoe Siam** 30
*Styrax tonkinensis* CRAIB

3 **Bergamotte**
*Citrus aurantium ssp. bergamia* L.

**Bergamotteminze** 36
*Mentha citrata* EHRH.

**Cade** 45
*Juniperus oxycedrus* L.

4 **Cajeput** »Myrtenheide«
*Melaleuca cajeputi* POWELL /
*Melaleuca leucadendron* L.

**Cananga** 47
*Cananga forma macrophylla* LAM.

5 **Cistrose**
*Cistus ladaniferus* L.

**Clementine** 26
*Citrus deliciosa* TENORE

6 **Douglasfichte** »Douglasie«
*Pseudotsuga menziesii* MURRAY

7 **Eisenkraut 100 %** »Verbene«
*Lippia citriodora* H. B. K.

8 **Estragon**
*Artemisia dracunculus* L.

9 **Eukalyptus** »Fieberbaum«
*Eucalyptus ssp. globulus* LABILL.

10 **Fenchel süß**
*Foeniculum vulgare var. dulce* MILL.

11 **Fichtennadel** »Sibirische Fichte«
*Pinus palustris* L.

12 **Fichte schwarz**
*Pinus nigra* ARNOLD

13 **Geranie** »Rosengeranie«
*Pelargonium graveolens* HERIT.

14 **Grapefruit**
*Citrus paradisi* MACF.

**Honig 1**
*»Aus Honig gefüllten Waben gewonnen«*

15 **Immortelle** »Strohblume«
*Helichrysum italicum* DON.

**»Indian Lime«** 50
*Citrus medica var. limon* L.

**Ingwer** 36
*Zingiber officinalis* ROSC.

16 **Iris**
*Iris germanica var. florentina* L. /
*Iris pallida* LAM.

17 **Jasmin**
*Jasminum grandiflorum officinalis* L.

**Johanniskraut** 20
*Hypericum perforatum* L.

18 **Kamille blau** »Echte Kamille«, »Deutsche Kamille«
*Matricaria chamomilla* L. /
*Chamomilla recutita* R.

19 **Kamille römisch**
*Chamaemelum nobile* ALL. /
*Anthemis nobilis* L.

**Kamille wild** 18, 19
*Chamaemelum ormensis* L.

**Kanuka** 27
*Leptospermum ericoides* H. RICH. /
*Kunzea ericoides* H. RICH.

**Koriander** 39
*Coriandrum sativum* L.

**Kreuzkümmel** 10
*Cuminum cyminum* L.

**Latschenkiefer** 24
*Pinus mugo* TURRRA

20 **Lavandin**
*Lavandula hybrida* BRIQ.

21 **Lavendel** »Echter Lavendel«
*Lavandula angustifolia* MILL.

**Lavendelsalbei** 29
*Salvia lavandulifolia* VAHL.

22 **Ledum** »Porst«
*Ledum groenlandicum* L.

23 **Lemongrass**
*Cymbopogon flexuosus* STAPF.

**Limette** 50
*Citrus aurantiifolia* SWINGLE

**Linaloeholz** 39
*Bursera delpechiana* POISS.

**Litsea** »May Chang« 23
*Litsea cubeba* PERS.

24 **Lorbeer**
*Laurus nobilis* L.

**Magnolienblüte** 8
*Michelia champaca* L.

25 **Majoran**
*Origanum majorana* L.

**Majoran wild, spanisch oder portugiesisch** 25
*Thymus mastichina* L.

26 **Mandarine**
*Citrus reticulata* BLANCO

27 **Manuka** »Südseemyrte«
*Leptospermum scoparium* FORST.

28 **Melisse 100 %** »Zitronenmelisse«
*Melissa officinalis* L.

29 **Muskatellersalbei**
*Salvia sclarea* L.

30 **Myrte**
*Myrtus communis* L.

**Nanaminze** »Marokkanische Minze« 36
*Mentha viridis var. nana* L.

**Narde** 13
*Nardostachys jatamansi* DC.

**Nelkenknospe** 27
*Syzygium aromaticum* PERRY

31 **Neroli** »Orangenblüten«
*Citrus aurantium ssp. aurantium* L.

32 **Niauli** »Niaouli«
*Melaleuca quinquinervia* CAV.

33 **Orange**
*Citrus sinensis* L.

**Orangenblüten** 31 Neroli

**Oregano** »Dost« 25
*Origanum vulgare* L. / *Origanum compactum* L.

34 **Palmarosa** »Indisches Süßgras«
*Cymbopogon martinii var. motia* ROXB.

**Pampelmuse** 14
*Citrus grandis* OSBECK

**Patchouli** 41
*Pogostemon cablin* BENTH.

35 **Petit Grain Orange / Petit Grain Bigarade**
*Citrus aurantium ssp. aurantium* L.

**Pfeffer schwarz** 7
*Piper nigrum* L.

36 **Pfefferminze**
*Mentha piperita* L.

**Rainfarn** 18
*Tanacetum vulgare* L.

37 **Ravensara aromatica** »Ravintsara«
*Ravensara aromatica* SONNERAT

**Rhododendron** 17
*Rhododendron anthopogon* MAXIM.

38 **Rose 100 %**
*Rosa damascena* MILL.

**»Rosen Attar«** 41
*Rosa damascena* MILL. mit *Santalum album* L.

**Rosengeranie** 13 Geranie

39 **Rosenholz**
*Aniba rosaeodora* DUCKE

40 **Rosmarin**
*Rosmarinus officinalis* L.

**Salbei** 29
*Salvia officinalis* L.

41 **Sandelholz**
*Santalum album* L.

**Schafgarbe** 2, 18
*Achillea millefolium* L.

**Schopflavendel** 21
*Lavandula stoechas* L.

**Speiklavendel** 21
*Lavandula latifolia* VILL. /
*Lavandula spica* L.

**Sterneukalyptus** 9
*Eucalyptus radiata* DC.

**Styrax** 16
*Liquidamber orientalis* MILL.

42 **Teebaum** »Tea Tree«
*Melaleuca alternifolia* CHEL.

**Thuja** »Lebensbaum« 49
*Thuja occidentalis* L.

43 **Thymian** »Zitronenthymian«
*Thymus vulgaris* L.

**Tolu** 5
*Myroxylon balsamum* MILL.

**Tonka** 49
*Dipteryx odorata* WILLD.

**Tuberose** 44
*Polianthes tuberosa* L.

**Tulsi** 2
*Ocimum sanctum* L.

**Vanille** 26
*Vanilla planifolia* ANDR.

**Verbene** 7 Eisenkraut 100 %

44 **Vetiver**
*Vetiveria zizanoides* L.

**Virginiazeder** »Rotzeder« 49
*Juniperus virginia* L.

45 **Wacholderbeere**
*Juniperus communis* L.

**Weihrauch 31**
*Boswellia sacra* FLUECK. /
*Boswellia serrata* ROXB.

46 **Weißtanne**
*Abies alba* MILL.

**Wiesenkönigin** 40
*Filipendula ulmaria* MAXIM. mit
*Rosmarinus officinalis* L.

**Wintergrün** 40
*Gaulteria fragrantissimum* WALL.

47 **Ylang Ylang**
*Cananga odorata forma genuina* LAM.

48 **Ysop decumbens**
*Hysopus officinalis ssp. decumbens* L.

49 **Zeder** »Atlaszeder«
*Cedrus atlantica* MANET.

**Zimt** 33
*Cinnamomum ceylanicum* BL.

**Zirbelkiefer** »Arve« 6
*Pinus cembra* L.

50 **Zitrone**
*Citrus limon* L.

**Zitroneneukalyptus** 9
*Eucalyptus citriodora* HOOK.

**Zitronenminze** 36
*Mentha citrata* EHRH.

51 **Zypresse**
*Cupressus sempervirens* L.

# Sachregister Monografien

*Die Zahlen hinter den Begriffen beziehen sich auf die Nummern der Monografien. Für Anwendungen bei Beschwerden und Unpässlichkeiten verweisen fettgedrukkte Zahlen auf bewährte Rezepte.*


Aggressionen **28**
Akne 3, 4, 5, 21, **27**, 40 (siehe auch Kapitel »Hydrolat«)
Alkoholprobleme 40
Angst vor einer Operation **19**, 21, **34**
Angstzustände
  angstlösende Massagen **28**, 49
  beruhigende Massagen **3**
Antibiotika, natürliches 27, 42
  unterstützende Behandlung **23**, **27**, **37**
Anorexie nervosa, Magersucht **14**, **44**
  Asthma 8, **15**, **48**, 49, 51 (siehe auch Kapitel Pflanzenöle-Schwarzkümmel)
Arthrosen, Arthritis, Polyarthritis 15, **24**, 25, **27**, 32, 40, 45,
Asthma 8
  Schlafmischung **21**
Ausgleichender Duft »Bringt ins Lot« **24**

Bad
  bei physischer und psychischer Unausgeglichenheiten **48**
  entspannend **1**, **39**
  »Guten-Morgen-Bad« **18**
  nach einem strengen Arbeitstag **41**
Blasenentzündung 41, **45**
Blasenschwäche, -beschwerden **3**, **11**, 21
Bluthochdruck 21, 25, 29, 31, **44**,
Bronchitis (Erkältungen) **4**, **9**, 11, 30, 31, 32, 37, **46**, 49

Cellulite 13, 14, **23**, 33, 45, 51
Chalmydia **30**, 43
Chemotherapie (unterstützend) **23**, **24**
Claudicatio intermitens **1**
Colitis 8, **11**
Couperose 13, **15**, 21, 31, 38, 51
Cremen, Salben, Balsam (siehe Kapitel Pflanzenöle: Cremen-Salben-Balsame)
  Erkältungsbalsam **46**
  Handcreme **31**
  Heilsalbe f. Dermatosen **15**
  Lippenbalsam **5**
  Rosencreme **38**
  Schmerzbalsam **27**

Darmträgheit, Verstopfung **10**, (siehe auch Kapitel Pflanzenöle-Schwarzkümmelöl)
Decubituspflege **21** (siehe Kapitel Pflanzenöle-Johanniskrautöl)
Demenz 13, 28, **33**, 35 (siehe auch Kapitel Anwendungen-Fieberwaschungen)
Depressive Verstimmung 1, 3, 5, 28, **35**, 48
Duftpflästerli **34**
Durchfall **42**
Dyspepsie bei Säuglingen **10**
Dystonie 25 (siehe auch Glossar)

Einreibungen (siehe auch Massagen)
  bei Einschlafproblemen **3**, **31**
  »Hormon-like« **12**
  »Mut und Kraft« **20**
  »Start in den Tag« **24**
  zum »Entgiften« **22**, **45**
Erkältungen 4, **9**, 11, 30, 31, 32, 37, **46**, 49
  bei Kleinkindern 30

Fette Öle, Basisöle (siehe Kapitel Pflanzenöle)
Fieber siehe Kapitel Anwendungen-Fieberwaschungen
Fludol / Solubol (siehe Kapitel Aromatherapie-Aromatologie)
Flugängste **28**
Fussbad **3, 17**

Geburt und Wochenbett 13, 17, **29**, **35**, 38
Geruchsbelästigung (Inkontinenz) **11**
Grippe vorbeugend **4, 43**
Gürtelrose **34, 37** (siehe auch Kapitel-Hydrolat)

Hämatome 5, **15**, 22, 48
Harnstau **9**
Hautpflegendes Öl **5, 18**
Herpes labialis **34**
Herpes simplex 3, 13, 27, **28**, 37, 42, 48
Herzprobleme 21
Heuschnupfen **8, 18, 51**
Homöopatische Behandlung – als Antidot wirkend 36 (siehe Kapitel Vorsichtsmassnahmen und Glossar)
Husten **4**, **9**, 30, **37**, **51** (siehe auch Kapitel Hydrolate – Myrtenwasser)

Hyperaktive Kinder 19, **26**, (siehe auch Kapitel Hydrolat - Rosenwasser.)

Immunstärkend 23, **37**, **41**
Insekten/Ungeziefer 4, 13, 20, 36, 42, 51
Ischias **25**

Keuchhusten 19, 29, **51**, (siehe auch Kapitel Pflanzenöle - Schwarzkümmel)
Kinderduft **26**
Konzentrationsfördernd **2**, 14, 40, 50
Kopfschmerzen 21, **25**, **36**
Krampfadern **14**
Krebs (siehe Onkologie)
Krisensituationen **3**

Läuse (Shampoo) 13, 20, **42**
Leberprobleme **22**
Loslassen – abschalten **28**
Lymphdrainage **51**
Lymphstauungen nach einer (Brust-) Operation **13**

Magen-Darmbeschwerden **28**, 36 (siehe auch Kapitel Hydrolate-Melissenwasser)
Massagen (siehe auch Einreibungen)
Bauchmassage, entspannend **11**
bei allgemeinen Rückenbeschwerden **38**
bei erhöhtem Blutdruck **44**
entgiftende Massage **22, 23, 45**
entspannende, beruhigende Massage **3**, **11**, **28**, 35, **38**
Massage bei Morbus Crohn **19**
Relax bei Verspannungen **39**
schmerzlindernde Massagen **25**, **27**, **49**
Meditationsöl 2, 5, 15, 16, 48, 51
Menstruationsschmerzen **2**, 21, **29**, 36
Migräne 2, 36
Morbus Crohn 5, 7, **19**, 31

Nagelpilz **32**
Nagelpflege **50**
Narbenpflege 15, 20, **38**, (siehe Kapitel Pflanzenöle – Weizenkeim-, Wildrosenöl)
Nasenöl bei Erwachsenen und Kindern **4, 51**
niedriger Blutdruck 40, 45
Nierenkolik **19**
Notfallöle 3, 4, 21, 36, 50
Notfallpflästerli **34**
Notfalltropfen der Aromatherapie **31**

Ohrentropfen **21**
Ohrmassage **36**
Onkologie (Duftmischungen und Zuwendungen) 13, **22**, **23**, **24**, 28, **32**, **47**
Ozon 13, **34**, 50

Parfüm **8**, **16**, **17**, 24, 39, 41, 47
»Pergamenthaut«, »Papierhaut« **32**, 34
Pilzinfektionen (siehe Herpes simplex)
Pruritis 20, **21** (siehe auch Kapitel Hydrolat-Cistrosenwasser)
physische und psychische Unausgeglichenheiten 21, 28, 44, **48**

Rauchmief **6**
Raumdesinfektion **6**, **20**, 43, **50**
Raumdüfte als Nerventonikum **33**
  anregend **20**, **40**
  »Antistress« **29**
  aufrichtend **14**, 24
  ausgleichend, harmonisierend **6**, **8**, 11, **24**, 33, 38, 39, 46
  beruhigend, erheiternd 16
  gute Atmosphäre **30**
  ins Lot bringend **24**
  vorbeugend in Grippezeiten **4**, 12, 32, 37, **43**, 48, 50
Raumspray
  bei schlechten Gerüchen **6**
  für gute Raumatmosphäre 11, **30**, 33, 46, **50**
Reise-Tropfen **28**
Rekonvaleszenz 26, **35**
Riechflasche **2**, **8**, **15**, **33**
Rheuma **40**, **45**

Säuglinge Dyspepsie **10**
  Einschlafschwierigkeiten **19**
  Vierwindeöl **10**
  »Zahnen« **16**, **19**
Säuglinge und Kleinkinder, unruhige **19**
Schaufensterkrankheit, Claudicatio intermitens **1**
Schilddrüsen, Über- oder Unterfunktion 25, 43
Schlafen
  Einreibung auf Solarplexus **7**, **31**
  Schlafmischung 3, 4, **13**, **21**, **31**, **38**, **39**, **49**
Schluckauf 2, 8, 10
»Schmerzöl« bei Schmerzen und Verspannungen **24**, **25**, **27**, **38**, **49**
Schnittwunden **5**, 21,
Schnupfen **32**
»Schutzöl« 5, 51
Solubol / Fludol (siehe Kapitel Aromatherapie-Aromatologie)
Spannungszustände im neurovegetativern Nervensystem 21, 25
Sportmassage **7**
Sterbebegleitung **16**, **30**, 38
Stomapflege **42**
Strahlentherapie **32**
Stress 2, 3, **29**, **31**, 35, **37**, 39
Sudeck'sche Dystrophie **21**

Tinitus 2, 3, 17, 21, 25, **48**
Trauer 5, 16, 38

Übelkeit **36**, 50
Ungeziefer (siehe Insekten)
Urin- oder Stuhlinkontinenz **11**

Varizellen, Windpocken **21**, 37
Venenprobleme **32**
Verbrennungen **13**, **21** (siehe auch Glossar)
Verstopfung Darmträgheit **10** (siehe auch Kapitel Pflanzenöle-Schwarzkümmelöl)
Verwirrtheit **33** (siehe auch Kapitel Anwendungen-Fieberwaschungen)
Virale Infekte **28**, **34**, 37 (siehe auch Kapitel Hydrolate, Melissenwasser)

Warzen 27, 42, 43, **50**
Winteröl **4**
Wohlfühlen – Wohlbefinden **33**, **39**

Zahnfleischprobleme (siehe Kapitel Hydrolat-Pfefferminzwasser)
Zahnschmerzen **27**

# Glossar: Medizinische Fachbegriffe

*Die Zahlen in Klammern verweisen auf Nummern von Monografien.*

Adrenalin, Noradrenalin
Hormone des Nebennierenmarkes (siehe auch Neurotransmitter)
adstringierend
zusammenziehend, bewirkt Schrumpfung des Gewebes, dadurch entzündungshemmende Wirkung
Akne
Erkrankung der Talgdrüsenfollikel
Allergie
Überempfindlichkeit gegen bestimmte Substanzen
Analgesie
Herabsetzen der Schmerzempfindung
Angina pectoris
anfallartig auftretende Schmerzen infolge Erkrankung der Herzkranzgefäße
Anorexie, Anorexia nervosa
Appetitlosigkeit, Magersucht (14, 44)
antibakteriell
gegen Bakterien wirkend (Staphylo-, Strepto-, Pneumokokken etc.)
Antibiotika
Substanzen, die auf Mikroorganismen wirken (23)
Antibiotikum, natürliches
antimikrobiell wirkendes ätherisches Öl gegen Infektionskrankheiten (27, 42)
Antidot
Die Wirkung eines Mesikaments wird abgeschwächt oder aufgehoben (siehe Kapitel »Vorsichtsmaßnahmen«) (36)
antimikrobiell
gegen Mikroorganismen wirkend
antimykotisch
gegen Pilze wirkend
antiseptisch
Infektionserreger hemmend, vernichtend
antitoxisch
Gifte neutralisierend
antiviral
gegen Viren wirkend
Aphrodisiakum, aphrodisierend
tonisierende Substanz
Aquarese
Wasserausscheidung der Nieren ohne Mineralienverlust (42, 45)
Arthritis
Gelenksentzündung
Arthrose
degenerative Erkrankung eines Gelenkes
Asthenie
Schwäche, Kraftlosigkeit
Asthmaanfall
anfallsweise auftretende Atemnot (48)

Betablocker
hemmen die normale und pathologische Reizbildung am Herzen, wirken auf das sympathische Nervensystem; zur Regulierung der Herztätigkeit, des Bluthochdruckes und bei Stress (21, 25)
Bronchitis
Atemwegsinfektion mit Entzündung im Bereich der Bronchien

Cellulite
Veränderung im Bindegewebe, »Orangenhaut«
Chlamydia
bakterienähnliche Mikroorganismen führen zu chronisch verlaufenden Infektionskrankheiten (43)

Colitis
Entzündung des Dickdarms, mit Durchfall (8, 11)
Couperose
Rötung der Gesichtshaut, infolge poröser Kapillargefässe

Dekubitus
Gewebsstörungen bei mangelnder Durchblutung (21)
Depression
Niedergeschlagenheit, Traurigkeit, Melancholie, Schwermut
Demenz
Degenerative Veränderungen des Gehirns
Dermatosen
allgemeine Bezeichnung für Hauterkrankungen
Desinfektion
Maßnahme zur Abtötung, Inaktivierung von pathogenen Keimen
Dyspepsie
Ernährungsstörung bei Säuglingen (10)
Dystonie
fehlerhafter Spannungszustand von Muskeln, Gefäßen oder des vegetativen Nervensystems (25)

Epilepsie
Funktionsstörung des Gehirns, bei der es zu krampfartigen Anfällen kommt

Frigidität
fehlendes sexuelles Verlangen der Frau (29)

genuine Öle
natürliche ätherische Öle einer botanisch definierten Pflanze, unter Berücksichtigung des jeweiligen Chemotyps.. Es sind nicht rektifizierte, eingestellte, zugemischte oder verschnittene ätherische Öle
Glaukom
Grüner Star: Augenkrankheit mit erhöhtem Augendruck (38)

Gürtelrose
Erkrankung durch Herpes-zoster-Virus (Varizellen-Virus), Ausschlag meist einseitig, oft bei Resistenzverminderung

Hämatom
Bluterguss
Herpes
Erkrankung durch Herpes-simplex-Virus an Lippen oder Genitalien
Herzinsuffizienz
ungenügende Leistung und Schwäche des Herzens
HIV
Retrovirus, Verursacher von Immunschwächeerkrankung (28)
homöopathische Therapie
Behandlung von Krankheiten mit potenzierten Heilmitteln
Hormon-like
Inhaltsstoffe von ätherischen Ölen, die im Körper ähnliche Reaktionen auslösen wie eine Hormonausschüttung (12)
Hyperaktivität
Überaktivität bei Kindern (19, 26)

Immunstimulierend
Anregung der körpereigenen Abwehrkräfte
Impotenz
sexuelles Unvermögen beim Mann (29)
Inkontinenz
(siehe Urin- oder Stuhlinkontinenz)
Intimpflege
Reinigung des äußeren Genitalbereiches

kardiovaskuläres System
Herz-Gefäß-System (21, 25)
karzinogen
krebserregend

lokalanästhetische Wirkung
örtliche Schmerzunempfindlichkeit bewirkend

Lymphsystem
Gefäßsystem für Gewebsflüssigkeit, die bei der Abwehr von Infektionserkrankungen bedeutsam ist

Mastopathie
durch hormonelle Störung verursachte Vergrößerung der Brustdrüsen

Meditation
sich in sinnende Betrachtung versenken – sich in die Stille zurückziehen

Menstruationsbeschwerden
Regelschmerzen

mentale Unausgeglichenheit
geistige Unruhe

Meteorismus
Blähung, Gasansammlung im Darm

Migräne
anfallartige Kopfschmerzen, halbseitig, periodisch sich wiederholend

Morbus Crohn
Enteritis, Darmkrankheit mit Durchfall, Bauchkrämpfen und Blut im Stuhl (5, 7, 19, 31)

Mykose
Pilzerkrankung, Pilzinfektion (34, 42)

neurotonisch
nervenanregend

Neurotransmitter
körpereigene Botenstoffe (Hormone):
Serotonin: entspannend, harmonisierend (19, 21, 25, 28, 31)
Encephaline: stimmungshebend (13, 14, 17, 29, 38)
Endorphine: euphorisierend, schmerzlindernd (17, 29, 47)
Adrenalin, Noradrenalin: aktivierend, blutdrucksteigernd (23, 40, 45, 50)

neurovegetative Beschwerden
Spannungszustände (siehe neurovegetatives Nervensystem)

neurovegetatives Nervensystem
der dem Willen und Bewusstsein nicht untergeordnete Teil des Nervensystems; regt den Parasympathikus an, d. h. den regulierenden, beruhigenden Teil des Nervensystems (25, 35)

Östrogen
ein zyklussteuerndes Hormon bei der Frau

östrogenabhängige Cancerosen
von inneren oder äußeren Hautschichten ausgehende bösartige Tumore bei Brust-, Unterleibs- und Hodenkrebs

Onkologie
Erforschung und Behandlung von Krebserkrankungen
Studie zur Krebsbekämpfung mit ätherischem Öl (13)

Ozon
Sauerstoffmolekül mit stark oxidierender Wirkung; erhöhte Konzentrationen in der Luft können Reizwirkungen an Augen und im Atembereich auslösen (13, 34, 50)

»Pergamenthaut«, »Papierhaut«
Form von Dermatose infolge von Flüssigkeitsmangel oder lang andauerndem Gebrauch von Cortisoncremen (32, 34)

Pharmakopoe
Arzneibuch mit Angaben über standardisierte Stoffe und Heilmittel

Pharmakopoe-Öle
ätherische Öle, die durch Zumischen oder Abtrennen von biochemischen Stoffen standardisiert sind (21, 38, 43)

photosensibilisierend
(siehe Kapitel »Vorsichtsmaßnahmen«)

Polyarthritis
Arthritis, die gleichzeitig an mehreren Gelenken auftritt, meist in Schüben

prämenstruelles Syndrom
Beschwerden vor der Regelblutung (29)

Pruritis
Hautjucken, evtl. liegt eine Organerkrankung vor (20, 21)

Rekonvaleszenz
Genesungszeit nach einer Erkrankung oder Verletzung (26, 35)

relax
entspannen (39)
Rheuma
schmerzhafte Zustände des Bewegungsapparates

Schaufensterkrankheit, Claudicatio intermittens
spastische, arterielle Gefäßerkrankung, Durchblutungsstörung, mit heftigen Wadenschmerzen (1)
Schilddrüse
hormonproduzierende Drüse unterhalb des Kehlkopfes
Unter- oder Überfunktion (25, 43)
sedativ
beruhigende, dämpfende Wirkung auf das Zentralnervensystem
Serotonin
Neurotransmitter, körpereigener Botenstoff mit entspannender, entkrampfender Wirkung
spasmolytisch
krampflösend (29, 36)
»starkes« Öl
(siehe Kapitel »Aromatherapie – Aromatologie«)
Stomabehandlung
Pflege eines künstlichen Darmausganges im Unterbauch (42)
Strahlentherapie
Tumortherapie mit Röntgen-, Gamma- oder Elektronenstrahlung (32)
Stress
seelische und körperliche Belastung, Anspannung (25, 29)
Sudeck'sche Dystrophie
neurovaskuläre Fehlsteuerung an Extremitäten, meist als Folge eines Traumas (21)
Synergie
gegenseitige Wirkungsverstärkung mehrerer ätherischer Öle in einer Mischung; die biochemischen Inhaltsstoffe kumulieren, verstärken, vervielfachen sich in ihrer Wirkung

Tachykardie
stark beschleunigte Herztätigkeit
Therapie
Behandlung
Tinitus
Ohrgeräusch
Akutstadium, Erkältung
Mittelohrentzündung
Chronischer Tinitus sitzt in Nervenbahnen und Schaltzentren des Gehirns

tonisierend
kräftigend
toxisch
giftig (siehe Kapitel »Aromatherapie – Aromatologie«)
Tranquilizer
beruhigende Medikamente
Tuberkulose
langsam verlaufende bakterielle Infektionskrankheit (30, 43)

Ulcerosen
Gewebsdefekte an Haut oder Schleimhaut
Ulcus cruris
Unterschenkelgeschwür, Hautdefekt
Urin- oder Stuhlinkontinenz
unwillkürlicher Harn- oder Stuhlabgang (11)
Urogenitalsystem
Harnwegs- und Geschlechtsorgane

Varizellen
Windpocken, viraler Infekt, Kinderkrankheit (37)
vegetative Dystonie
Funktionsstörungen, besonders des Herz-Kreislauf-Systems, ohne nachweisbare Organschädigung (35)
vegetatives Nervensystem
(siehe neurovegetatives Nervensystem)
Verbrennungen
Grad 1: Rötung, Schwellung, Schmerz (13, 21)
Grad 2 und 3: ärztliche Behandlung ist unbedingt notwendig!

# Literatur


**1.**
**Aromakultur – Aromatologie – Aromapflege – Aromatherapie**

*Einführende Literatur:*

**Andres, Inge:** *Duftberatung – Ätherische Öle, Hydrolate,* Bassermann Verlag;

*Kleines Lexikon der ätherischen Öle,* Falken Verlag

**Balz, Rodolphe:** *Ätherische Öle – Heilkräftige Essenzen,* Windpferd Verlag

**Braunschweig, Ruth von:** *Teebaum-Öle – Heilkraft für Körper und Seele,* Gräfe und Unzer Verlag

**Davis Patricia:** *Aromatherapie von A bis Z,* Goldmann Verlag

**Fischer-Rizzi, Susanne:** *Dufterlebnisse* Irisana Verlag

*Himmlische Düfte – Aromatherapie,* AT Verlag

***Forum für Aromatherapie und Aromapflege:*** Fachzeitschrift des Vereins Forum Essenzia e. V. (1/1992–24/2003) mit den Titeln »Rose« – »Zeder« – »Zitrone« – »Gewürze« – »Kräuteröle« – »Blütendüfte« – »Melaleuka« – »Hölzer« – »Lavendel« – »Symposium 1996« – »Minzen« – »Wurzeln« – »Baldrian & Co« – »Gräser« – »Balsame« – »Symposium 1999« – »Madagaskar« – »Kamillen« – »Thymian« – »Rosenzauber« – »Düfte der Garrigue« – »Symposium 2002« – »Rosmarin« – »Duftende Favoriten«. Herausgabe: Forum Essenzia e.V., Meier-Helmbrecht-Str. 4, 81377 München.

**Gattfossé, René-Maurice:** *Aromatherapie,* AT Verlag

**Kettenring, Maria M.:** *Aromaküche im Rhythmus der Jahreszeiten,* AT Verlag;

*Raumdüfte – Mit wohltuenden Düften leben und arbeiten,* Joy Verlag

**Maury, Marguerite:** *Die Geheimnisse der Aromatherapie,* Windpferd Verlag

***Rosenbrevier – Rose für die Sinne,*** Eigenverlag Primavera Life

**Rovesti, Paolo / Fischer-Rizzi, Susanne (Hrsg.):** *Auf der Suche nach den verlorenen Düften,* Irisana Verlag

**Stadelmann, Ingeborg:** *Bewährte Aromamischungen,* Eigenverlag;

*Die Hebammen-Sprechstunde,* Eigenverlag

**Stines, Rita:** *Wohlriechende Düfte aus der Natur,* Ludwig Verlag

**Thun, Maria:** *Aussaattage,* Eigenverlag (erscheint jährlich)

**Tisserand, Robert B.:** *Aromatherapie – Heilung mit Duftstoffen,* Bauer Verlag

**Valnet, Jean:** *Aroma-Therapie – Gesundheit und Wohlbefinden durch pflanzliche Essenzen,* Heyne Verlag

***Was Sie von Primavera Life schon immer über ätherische Öle wissen wollten,*** Eigenverlag Primavera Life

**Werner, Monika:** *Ätherische Öle für Wohlbefinden, Schönheit und Gesundheit,* Gräfe und Unzer Verlag;

*Sanfte Massage mit ätherischen Ölen,* Gräfe und Unzer Verlag

**2.**
**Pflanzenöle**

*Folgende Literatur wurde für das Kapitel »Pflanzenöle« verwendet:*

**Braunschweig, Ruth von:** *Pflanzenöle – 30 starke Helfer für die Gesundheit,* Gräfe und Unzer Verlag 1998

**Luetjohann, Sylvia:** *Das große Schwarzkümmel Handbuch,* Windpferd Verlag 1997

**Pohl, Sabine:** *Das Ölbuch – Speiseöle kompakt erklärt,* Eigenverlag 2000

**3.**
**Biochemische Substanzen**

*Folgende Literatur wurde für das Kapitel »Biochemische Substanzen in ätherischen Ölen« verwendet:*

**Braunschweig, Ruth von:** *Lavendel, Teebaum und Manuka,* Gräfe und Unzer Verlag 1998

***Forum für Aromatherapie und Aromapflege:*** Fachzeitschrift des Vereins Forum Essenzia e.V. (1/1992–24/2004), siehe oben unter 1.

**Franchomme, P. / Dr. Pénoël, D.:** *L'aromathérapie exactement,* Roger Jollois Editeur 1990

**Dr. med. Furlenmeier, Martin:** *Mysterien der Heilkunde,* Th. Gut Verlag 1981

**Mailhebiau, Philippe:** *La nouvelle aromathérapie,* Edition Jakin 1994

***Pschyrembel – Klinisches Wörterbuch,*** Walter de Gruyter Verlag 1998

**Roth, L. / Kormann, K.:** *Duftpflanzen – Pflanzendüfte,* ecomed Verlag 1997

**Dr. Schnaubelt, Kurt:** *Ganzheitliche Aromatherapie,* Gustav Fischer Verlag 1997

**Dr. Schulthess, Brigitte / Rösti-Blaser Ursula:** *Aromatherapie,* Eigenverlag Phytomed 1997

**Zimmermann, Eliane:** *Aromatherapie für Pflege- und Heilberufe,* Sonntag Verlag 1998

Unterlagen von Weiterbildungen, Schulungsreisen und Kongressen von Forum Essenzia e. V. und der Firma Primavera Life

Einzelne Titel sind vergriffen, oft findet man sie aber in Antiquariaten immer noch.

Anschrift der Autorin:

Margrit Enz-Toberer
Im Trichtisal 8
8053 Zürich
Schweiz
Tel. 0041 (0)44 422 13 76

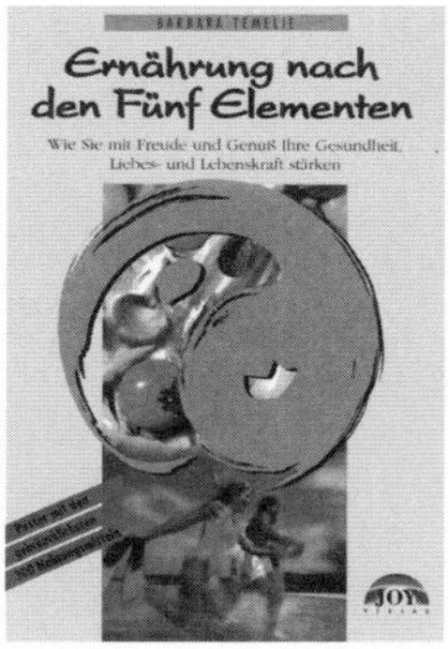


Erweiterte und aktualisierte Neuauflage!

Barbara Temelie

## Ernährung nach den Fünf Elementen

Wie Sie mit Freude und Genuß Ihre Gesundheit, Liebes- und Lebenskraft stärken

224 Seiten, kart., mit Poster: Nahrungsmittel nach den Fünf Elementen
Euro 15,30 (D) 15,80 (A) / SFR 27,50
ISBN 3-928554-03-4

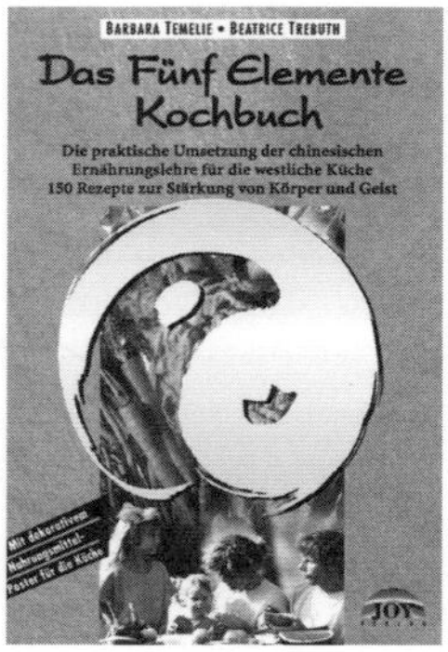


Erweiterte und aktualisierte Neuauflage!

Barbara Temelie • Beatrice Trebuth

## Das Fünf Elemente Kochbuch

Die praktische Umsetzung der chinesischen Ernährungslehre für die westliche Küche
200 Rezepte zur Stärkung von Körper und Geist

416 Seiten, kart., mit Farbposter: Nahrungsmittel nach den Fünf Elementen
Euro 18,80 (D) 19,40 (A) / SFR 33,50
ISBN 3-928554-05-0

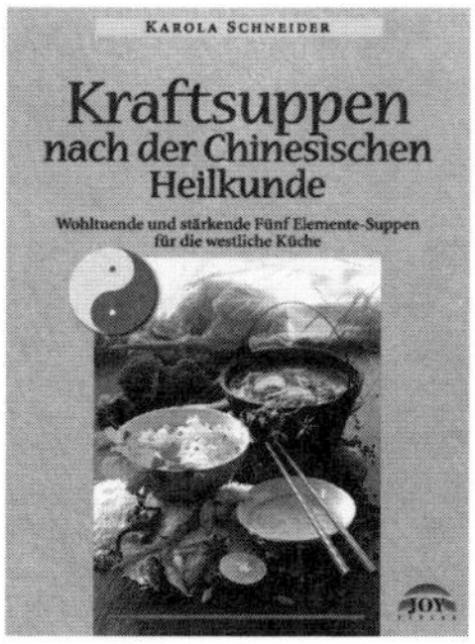


Karola Schneider

## Kraftsuppen nach der Chinesischen Heilkunde

Wohltuende und stärkende Fünf-Elemente-Suppen für die westliche Küche

152 Seiten, kart., mit vielen farb. Abb.,
Euro 18,80 (D) 19,40 (A) / SFR 33,50
ISBN 3-928554-35-2

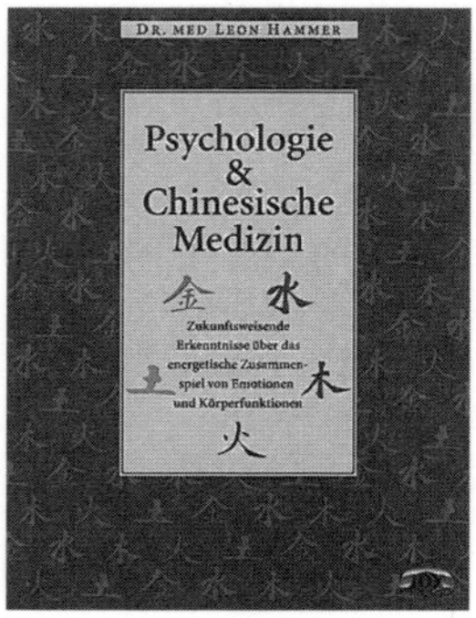


Dr. med. Leon Hammer

## Psychologie & Chinesische Medizin

Zukunftsweisende Erkenntnisse über das energetische Zusammenspiel von Emotionen und Körperfunktionen

512 Seiten, kart.,
Euro 33,– (D) 34,– (A) / SFR 60,70
ISBN 3-928554-40-9